Los beneficios de la homeopatía

La medicina que sana y protege

Si desea recibir información gratuita
sobre nuestras publicaciones, puede
suscribirse en nuestra página web:

www.amateditorial.com

también, si lo prefiere, vía email:

info@amateditorial.com

Síganos en:

 @amateditorial

 Editorial Amat

XAVIER MARTORI

Los beneficios de la homeopatía

La medicina que sana y protege

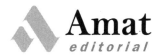

© Xavier Martori Borrás, 2016
© Amat Editorial, 2016 (www.amateditorial.com)
    Profit Editorial I., S.L. Barcelona 2016

Diseño cubierta: Babbel
Fotografía cubierta: Shutterstock
Maquetación: Eximpre, S.L.

ISBN: 978-84-9735-828-6
Depósito legal: B. 394-2016
Imprime: Liberdúplex

Impreso en España – *Printed in Spain*

Agradecimientos

En primer lugar quisiera mostrar mi agradecimiento a Amat Editorial, en particular a su gerente, Alexandre Amat, por darme la oportunidad de publicar esta obra; a Giovanna Cuccia, directora comercial, a quien le agradezco la confianza y el apoyo que me mostró desde del primer momento; y al editor Manel Haro por sus consejos sobre la escritura que han sido determinantes para el desarrollo de esta obra.

Un agradecimiento muy especial a mi esposa Alicia por la paciencia que ha tenido y los ánimos que me ha dado durante el largo proceso de elaboración de esta obra, sin los cuales no hubiera podido llevar a cabo este proyecto. Quiero dar las gracias también al Institut Homeopàtic de Catalunya y a sus profesores por su aportación académica y personal en el estudio de la homeopatía, y en particular a Juan M. Sánchez i Gasparín por su capacidad de transmitir los conocimientos que en parte han servido para elaborar este libro; y a los centros donde colaboro por su confianza y por ofrecerme la posibilidad de desarrollarme profesional y personalmente. También quisiera dar las gracias a todos los lectores, a los que invito a contactar conmigo si tienen alguna duda:

Mail: homeopatamartori@gmail.com

Web: www.homeopatamartori.es

Índice

Introducción

La homeopatía es un tipo de terapia que se basa en el principio de similitud; es decir, se tratan las enfermedades aplicando, en dosis mínimas, las mismas sustancias que en mayores cantidades producirían en una persona sana síntomas iguales o similares a los que se intenta combatir. Para ello, se efectúa un examen integral del paciente, con el objetivo de buscar un remedio eficaz y personalizado. No hay una única forma de tratar a pacientes con la misma enfermedad. La principal función de la medicina es curar la enfermedad, mientras que la de la homeopatía es evitarla. La homeopatía estimula el sistema inmunológico para que sea capaz de neutralizar la enfermedad y, si esta ya ha conseguido superar las barreras defensivas, estimular todo el organismo para combatirla.

A lo largo de mi carrera profesional he tenido muchos pacientes a los que he curado, tanto niños como adultos, pero siempre guardo un mejor recuerdo de los más pequeños, porque tienen una capacidad de curación impresionante, aunque también suelen enfermar con más facilidad, sobre todo si su sistema inmunológico no está lo suficientemente desarrollado.

Uno de los casos más complicados que he tenido y a la vez más emocionantes fue el de una niña de tres años. Los padres, desesperados, acudieron a mi consulta diciendo que yo era su última esperanza. Habían pasado por todos los especialistas a los que les habían derivado, y estos habían logrado, mediante una fuerte medicación e ingresos hospitalarios, controlar las enfermedades que su hija padecía, pero no que dejara de enfermar: cada dos meses aproximadamente tenían que volver a ingresarla.

La niña nació con normalidad, los primeros días de vida se alimentaba de leche materna y dormía correctamente. Cuando le dieron el alta hospitalaria, su madre sufrió una mastitis grave y tuvo que medicarse con antibióticos, por lo que se decidió que era mejor alimentar a su hija con leche adaptada en lugar de con la leche materna. A partir de ese momento, el bebé lloraba mucho y vomitaba después de cada toma. Los pediatras decidieron entonces alimentarla con leche sin caseína (una proteína), pero los resultados no fueron muy distintos. Cuando tenía dos meses y medio, el bebé prácticamente no dormía y lloraba la mayor parte del día, además de perder peso. Los padres acudieron a un pediatra privado, el cual le retiró totalmente la leche de vaca para darle leche adaptada de soja en polvo. A los pocos días la niña lloraba menos y tomaba el biberón sin problemas. Después de aquello, se le diagnosticó intolerancia a la lactosa. Aunque la pequeña mejoró, solía resfriarse con frecuencia y gran parte del tiempo lo pasaba en casa con su madre. Por miedo a que su estado empeorara, los padres optaron por no apuntarla a la guardería. Cuando fue al colegio, los primeros días estuvo bien, a pesar de que tenía mucha mucosidad. Durante el curso faltó en varias ocasiones por fiebre y otras enfermedades virales. Uno de los días que tenía fiebre, los padres la llevaron a urgencias con cuarenta grados de temperatura. En el hospital dijeron que era un proceso gripal y la mandaron para casa con antitérmicos. Al día siguiente, la niña llegó a los cuarenta y dos grados, pero el diagnóstico de los médicos fue parecido. Dos días después de su última visita a urgencias, tuvo otra rápida subida de fiebre y perdió el conocimiento. Sus padres, desesperados, volvieron al hospital exigiendo el ingreso.

Las pruebas y los análisis determinaron que padecía una meningitis leucocitaria y mononucleosis infecciosa. Mientras realizaban más pruebas para determinar las causas, la niña empeoró hasta llegar a padecer septicemia (infección de la sangre). Las bacterias que tenía en su organismo se desplazaron hacia el corazón y le provocaron una endocarditis bacteriana por la que tuvo que estar sometida durante cuarenta días a un tratamiento antibiótico por vena. Ingresada en el hospital, el tratamiento surtió efecto y la niña se recuperó, aunque le quedó una pequeña lesión en el corazón. Fue dada de alta cincuenta días después de su ingreso y durante los siguientes meses estuvo en casa con sus padres, que no la llevaban al colegio por miedo a que volviera a enfermar. Semanas después decidieron que podía regresar a la escuela, y tres semanas más tarde sufrió una bronquitis por la que estuvo ingresada en observación durante una semana. A los dos meses del alta, tuvo neumonía y estuvo ingresada de nuevo durante doce días. En el mismo hospital tuvo una conjuntivitis que le afectó a los dos ojos. Durante los meses siguientes las visitas al pediatra eran casi semanales y la mayoría de las veces acababa recetándole antibióticos. Aunque sus padres me decían que, su hija seguía viva gracias a los tratamientos y a los médicos, no sabían qué hacer para que no enfermara tanto y no tuviera que tomar tanta cantidad de antibióticos, que ya empezaban a producirle los primeros problemas estomacales.

Después de estudiar detenidamente el caso y de que los padres me explicaran todos los síntomas que tenía sobre todo al inicio de enfermar, les expliqué que el problema de su hija era que el sistema inmunológico era más lento de lo que debería y que, aunque estaba dentro de los niveles analíticos de la normalidad, no era lo suficientemente rápido para neutralizar las enfermedades. Empecé por recetarle un medicamento homeopático basándome en su perfil sintomático y en su perfil general. El medicamento activó los sistemas de defensa de la niña y ahora tocaba reforzarlos. Al primer mes de tratamiento, la pequeña empezó a ir al colegio diariamente sin ningún problema de salud; a los tres meses, sólo contrata algún resfriado que se curaba a los tres días. Actualmente, esa niña es ya una adolescente de dieciséis años que no necesita tomar ninguna medicación y que no ha vuelto a ser ingresada. Una vez al año acude a mi consulta para una visita de control y siempre la encuentro perfectamente sana. La satisfacción de los padres cada vez que vienen con su hija a mi consulta y la felicidad que muestran es, sin lugar a dudas, mi mayor recompensa.

No entiendo la homeopatía como una única alternativa para tratar a un paciente, sino como un método más que ha demostrado su eficacia y que juntamente con la medicina convencional puede ayudar a prevenir enfermedades y a mejorar la calidad de vida de las personas. En este libro explico de manera sencilla las dudas que cualquiera puede tener con respecto a la homeopatía: en qué consiste, cómo actúa en el organismo, cuáles son sus beneficios, quién puede ser tratado y también, por supuesto, en qué casos la homeopatía no puede curar, pero sí puede ayudar a tener una mejor calidad de vida.

1 ¿Qué es la homeopatía?

El término homeopatía proviene del griego *homoios* (similar) y *pathos* (enfermedad) y fue creado por el médico alemán Samuel Hahnemann a finales del siglo XVIII, quien tenía diversas inquietudes acerca de las prácticas médicas de la época, que en muchos casos eran más perjudiciales que las propias enfermedades. Recuperó el principio hipocrático *similia simlibus curentur* (la enfermedad se cura mediante lo más similar).

La homeopatía se basa en el principio de los semejantes y en las leyes de la naturaleza; es decir, en el equilibrio, que es aplicable a todo el universo. Tanto en el macrocosmos como en el microcosmos debe haber un equilibrio para que todo funcione con normalidad. Si esto no sucediera, se produciría un desorden que sin duda terminaría en la destrucción. Pensemos en el universo: si los astros fueran a su antojo, sería un verdadero caos. Lo mismo ocurre en nuestro organismo: cuando ese equilibrio y armonía se rompen, se produce un desorden que degenera en enfermedad. La función de la homeopatía es la de restablecer ese equilibrio para devolver al organismo a un estado de curación.

Estamos ante una medicina alternativa que se basa en la administración de medicamentos al enfermo cuyas sustancias son capaces de provocar en un individuo sano unos síntomas similares a la enfermedad que se trata de combatir. La homeopatía contempla el organismo de una manera íntegra, teniendo en cuenta todos los síntomas que se producen, sean psicológicos o físicos, sin descartar ninguno de ellos. Tiene como objetivo activar los mecanismos del propio organismo para combatir la enfermedad utilizando la correcta regulación de todos los sistemas.

Desde que Hahnemann empezara a elaborar las materias médicas han pasado 200 años, pero en la actualidad todavía se siguen las mismas materias médicas que se elaboraron en su día, ya que en su momento estos escritos se realizaron con total disciplina y los signos y síntomas se registraron con riguroso esmero. Que un sistema médico perdure durante tanto tiempo sin apenas ningún cambio indica un gran conocimiento del cuerpo humano y de los síntomas que lo perturban.

Samuel Hahnemann expuso en 1796 los tres principios básicos de la homeopatía: el de la similitud (la enfermedad se cura mediante sustancias que producen en personas sanas unos efectos similares a los síntomas que manifiesta el paciente); el del uso de altas diluciones (el tipo de dilución debe ajustarse al tipo de enfermedad, al modo que tiene el paciente de enfermar y al conjunto de sus síntomas); y el de individualización del tratamiento (según las características individuales de cada paciente, su constitución y los síntomas únicos que afectan al paciente en particular).

En su libro *el Órganon de la medicina,* Hahnemann escribió: «El más alto ideal de una curación es el restablecimiento pronto, suave y permanente del estado de salud. Es la eliminación y aniquilación de la enfermedad en toda su extensión por el camino más corto, seguro y menos dañoso posible».

La Organización Mundial de la Salud (OMS) define la salud como «un estado de completo bienestar físico, mental y social, no solamente en la ausencia de afecciones o enfermedades». La homeopatía pretende precisamente lo que expone esta definición, ya que no siempre prestamos la misma atención a las alteraciones físicas que a las anímicas o psicológicas y a la repercusión social que estas provocan. Los medicamentos homeopáticos se administran usando dosis infinitesimales, eliminando así la toxicidad de los preparados, utilizando solamente su parte curativa.

El Consejo Europeo, en su informe sobre las medicinas no convencionales en Europa, propone la siguiente definición: «La homeopatía es un sistema terapéutico que se basa en el principio de la similitud, este sistema curativo trata las enfermedades aplicando, en dosis mínimas, las mismas sustancias que en mayores cantidades producirían en un hombre sano síntomas iguales o similares a los que se trata de combatir. Se efectúa un examen integral del paciente para buscar un remedio eficaz y personalizado. No hay una única forma de tratar a pacientes con la misma enfermedad».

Con los preparados homeopáticos se pueden usar alcaloides y sustancias que en estado puro serian tóxicos. Mediante la dinamización en dosis infinitesimales (manera de preparar los medicamentos homeopáticos sobre la que nos extenderemos más adelante), la toxicidad desaparece por completo, quedando solamente la parte beneficiosa del producto. Cada medicamento tiene una topología clara y específica, la cual se descubre, se identifica y se anota con la mayor claridad posible en las materias médicas durante los ensayos con individuos sanos para recoger la sintomatología que les produce una determinada sustancia, también denominada patogénesis.

Los virus, las bacterias, los hongos, los bacilos... son los culpables de la transmisión de la mayoría de las enfermedades que padece el ser humano. Estos microorganismos únicamente nos pueden enfermar cuando rompen nuestras barreras defensivas, ya que, una vez en nuestro organismo, se desarrollan y reproducen rápidamente aprovechando el entorno favorable que les ofrece nuestro cuerpo. Para evitarlo debemos impedir que los microorganismos superen nuestras defensas. Aumentando nuestro sistema defensivo e inmunológico, seremos capaces de rechazarlos evitando su desarrollo y deteniendo la progresión de la enfermedad.

¿No te has preguntado nunca por qué en una misma población que sufre una epidemia producida por el mismo tipo de microorganismo unos individuos enferman y otros no? Todos estamos expuestos a un contagio, pero una persona con un sistema defensivo fuerte y alerta es capaz de activarse ante la mínima señal de infección. Las personas con mayor debilidad son las más propensas a que la infección se desarrolle y se convierta en enfermedad. Una persona convaleciente o debilitada tiene más posibilidades de contagiarse que una persona sana. La legionelosis, por ejemplo, es una enfermedad producida por la bacteria legionela, presente en los hábitats acuáticos, y su infección puede ser tan leve como un vulgar resfriado o tan grave como una neumonía, y en algunos casos puede incluso provocar la muerte. Dentro de una misma estancia, las personas que sufren alguna patología o tienen el sistema inmune deprimido son mucho más propensas a contagiarse, por eso siempre se alerta para que eviten los lugares de riesgo, como pueden ser piscinas, *spas*, torres de refrigeración... Activando el sistema inmune, reducimos los riesgos de contagio y minimizamos la gravedad. Un sistema defensivo fuerte siempre está alerta y bloquea la progresión del contagio evitando así la enfermedad.

Cuanto más activas tenga las defensas una persona, mayor capacidad de reacción tendrá su cuerpo. Sabiendo las debilidades de la persona, podremos medicarla para reforzar esas carencias. Los medicamentos homeopáticos aumentan los sistemas para evitar enfermar. Cuando un paciente padece un dolor de cabeza, administrándole un analgésico que calme su dolor no estamos curándole, sólo estamos eliminando momentáneamente un síntoma que volverá a aparecer. Es importante saber que tenemos medicamentos para calmar los dolores, pero también es importante buscar las causas que lo producen. Mediante un correcto análisis del dolor, localización, inicio, intensidad, sensación, trayectoria, etc., se podrá administrar una medicación homeopática para regularlo.

En la medicina convencional se contemplan las enfermedades iatrogénicas, que son las producidas por la medicación administrada. La medicación tiene una función clara, pero también tiene unos efectos secundarios que pueden producir enfermedades o trastornos que antes no se tenían, principalmente cuando se toman medicamentos de larga duración. No todas las personas que toman medicamentos tienen que padecer enfermedades iatrogénicas ni de la misma intensidad. Con los medicamentos homeopáticos podemos controlar las dolencias sintomáticas y evitar los efectos secundarios. Los principios y las leyes de la curación deben ser claros y comprensibles. Cuando una enfermedad presenta una sintomatología, es porque ya ha superado las barreras defensivas y se ha asentado en el organismo. Sólo cuando estos síntomas se manifiestan, nos damos cuenta de la enfermedad. En ocasiones, cuando esta se está iniciando, se manifiesta con síntomas psicológicos o mentales, como estados de apatía, euforia, cambios de conducta... Muchas veces son el paso previo a la aparición de los síntomas físicos. El homeópata escucha los síntomas antes de que el daño aparezca.

Es importante entender que los síntomas no son el enemigo, no debemos ir contra ellos, son nuestros aliados, debemos trabajar conjuntamente con ellos para combatir los microorganismos que provocan la enfermedad. Son señales que nos da nuestro organismo para decirnos que algo no está bien, no los obviemos, cuantos más datos tengamos sobre el problema, más sencillo será encontrar la solución que nos llevará a la curación. Por obvio que parezca, vale la pena recordar que un enfermo es un individuo al que hay que restablecer el estado de salud, y en este proceso la empatía es básica para un tratamiento. Si entendemos por lo que está pasando el paciente, nos resultará más fácil tratarlo correctamente. En la medicina, y en particular en la homeopatía, la empatía desempeña un papel muy importante. El paciente se siente más cómodo y confiado cuando el profesional empatiza con él. En homeopatía, la empatía se utiliza también para entender el estado anímico del paciente. Cuando se administra un tratamiento homeopático, se le da la misma importancia a los síntomas físicos que a los psicológicos. El paciente tiende a explicar los síntomas físicos, pero cuando se trata de sentimientos o de sensaciones, necesita tener un vínculo con el profesional para compartir su estado anímico.

Cuando una persona acude a la consulta, suele ser principalmente por dos motivos: el primero, porque no se encuentra bien, y el segundo, porque no sabe o no comprende por qué se encuentra mal. Tanta importancia tiene descubrir la enfermedad que nos produce determinados síntomas, como entender por qué la padecemos. Cuando el paciente entiende por qué la padece o como la ha contraído, es mucho más fácil que él mismo pueda prevenirla. Tal y como lo expongo, puede parecer que es algo de sentido común, pero por desgracia es algo que no se tiene en cuenta.

En mis años de experiencia, me he dado cuenta de que si a una persona enferma se la escucha y se entiende por lo que está pasando es mucho más probable que se llegue a una curación. Cuando una persona viene a la consulta con un dolor que dura ya mucho tiempo y ve al médico que sólo le dice «Sí, si ya sé que duele, pero lo único que puedo hacer es darle antiinflamatorios y analgésicos para ver si se calma un poco», este paciente verá sumado a su dolor también desánimo. Se sentirá incomprendido, incluso pensará que su dolor esta infravalorado por el profesional. En algunos casos incluso creerá que no se va a curar. Por esa razón, siempre es importante que un paciente que acude a la consulta de un homeópata se explique y se exprese con sus propias palabras, siendo interrumpido lo mínimo posible. Hay que darle el tiempo que necesite para que explique las sensaciones que tiene, sus molestias, dolores, todo lo que quiera compartir. Luego el profesional tiene que explicarle de la manera más comprensible posible el motivo de sus dolencias, de esta manera entenderá por qué se encuentra mal. Finalmente se le recetará la medicación. Es importante alimentar el optimismo, que las palabras que se digan al paciente sean positivas: se sentirá mejoría, se aliviarán sus dolores, recuperará la alegría, volverá a realizar las actividades que le gustan... Ese positivismo repercutirá en su propio beneficio. Una persona positiva siempre tiene una mejor evolución.

Uno de mis profesores me dijo que, cuando el paciente entiende por qué se encuentra mal, empieza a pensar que realmente se puede curar. Aunque no siempre, muchos salen de la consulta más contentos y esperanzados.

En casos como los vértigos, el paciente se siente muy limitado, le da miedo salir solo a la calle, no puede conducir por miedo a sufrir una crisis. Además de las náuseas y vómitos con los que tiene que enfrentarse, siente miedo al rechazo social: aunque a veces baste con apoyarse en la pared y esperar a que se le pasen los efectos del vértigo, en otras ocasiones la sensación de inestabilidad hace que le sea muy difícil andar recto, y eso puede provocar una situación de incomodidad añadida por lo que pueda pensar la gente. Aunque la mayoría suele recibir ayuda inmediata, sentirse dependiente de los demás puede desanimarlos. En otros casos extremos, no sólo no recibe ayuda, sino que se siente rechazado porque la gente piensa que es alguien que ha estado bebiendo.

Es importante entender a este tipo de pacientes y darse cuenta de lo que tienen que sufrir cuando constantemente todo lo que está a su alrededor se mueve. Pero ¿cómo podemos empatizar con alguien que tiene una enfermedad que nosotros no padecemos? La hemos estudiado, pero ¿realmente podemos ponernos en su lugar? Por supuesto que sí. Todos hemos subido en alguna atracción que da vueltas y sentido al bajar esa sensación de mareo; es algo divertido, pero si subes cuatro o cinco veces seguidas, ya empieza a ser desagradable y puedes incluso llegar a vomitar. El vértigo es lo mismo, pero durante todo el tiempo. Cuando lo planteamos de esta manera, podemos empezar a entender por lo que ese paciente está pasando. El paciente se sentirà aliviado y con esperanza si le hacemos saber que estamos ahí para ayudarle y buscar el mejor tratamiento para su curación y bienestar, si se da cuenta de que entendemos su sufrimiento e intentaremos hacer todo lo que esté en nuestra mano para poder curarlo. Esta sensación le produce al paciente un estado de entusiasmo que genera una cantidad alta de hormonas como las endorfinas, dopaminas y serotonina, que están relacionadas con la felicidad. Su composición y funcionamiento son complejos y necesitan una explicación más detallada; este es un resumen de sus principales características:

- Las endorfinas son unos neuropéptidos que relajan el cuerpo y disminuyen el dolor en muchos casos, incluso más que algunos analgésicos. Reducen la ansiedad y estimulan al sistema inmune entre otras muchas virtudes.

- La dopamina es una hormona sintetizada en el hipotálamo, tiene muchas funciones, entre ellas produce placer y estado de motivación. Actúa en el estado del humor, la atención y la capacidad de aprendizaje.

- La serotonina es una hormona antidepresiva natural, de hecho algunos antidepresivos actúan regulando los niveles de serotonina en el organismo. Controla los estados de ira y de preocupación así como la agresividad.

La principal función de cualquier medicina es la de curar, la homeopatía trata primero al enfermo y después a la enfermedad, porque para curarla primero hay que comprender al enfermo. La medicación es una herramienta para erradicar la enfermedad, sanar al enfermo y curar a la persona.

Durante los años 2010 y 2011 se realizó un estudio sobre el conocimiento, uso y satisfacción de la homeopatía en personas mayores de edad en España, publicado en la *Revista Médica de Homeopatía*. De los 3.344 encuestados, el 21% conocía la homeopatía a través de su médico, homeópata o farmacéutico.

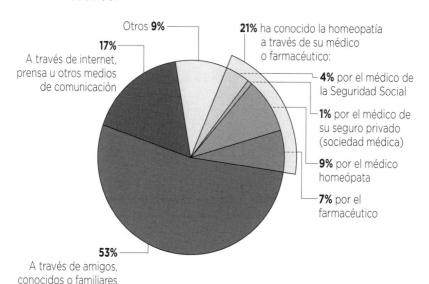

Otros **9%**

17%
A través de internet, prensa u otros medios de comunicación

21% ha conocido la homeopatía a través de su médico o farmacéutico:

4% por el médico de la Seguridad Social

1% por el médico de su seguro privado (sociedad médica)

9% por el médico homeópata

7% por el farmacéutico

53%
A través de amigos, conocidos o familiares

En el caso del grado de confianza que les proporciona la homeopatía, el resultado fue muy positivo, teniendo en cuenta que los usuarios regulares la puntuaron con un 8,1.

Unidad: media
Base: usuarios de homeopatía (antiguos, ocasionales y regulares): 1.103
Valor de 0 (ninguna confianza) a 10 (total confianza)

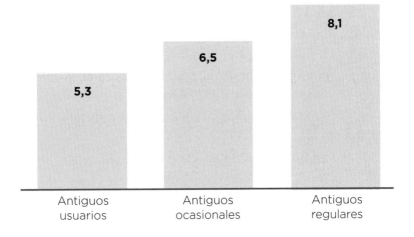

En cuanto al uso de la homeopatía en enfermedades concretas, la respuesta de los encuestados fue variada, siendo la intervención homeopática en las enfermedades gripales la más valorada y la realizada para ayudar a dejar de fumar la menor.

El uso de la homeopatía ha ido aumentando y, con los años, además de los homeópatas, cada vez son más los médicos y farmacéuticos que la prescriben, pero siempre hay que tener presente que la homeopatía es individualizada y no se puede prescribir por el mero hecho de padecer una determinada enfermedad. La prescripción dependerá de los síntomas con los que se manifieste la enfermedad, solamente de este modo la eficacia del tratamiento será total.

¿Para qué enfermedades tú o tu familia utilizáis o habéis utilizado este tratamiento?

Unidad: porcentaje
Base: usuarios de homeopatía (antiguos, ocasionales y regulares) (1.103)
Respuesta múltiple: 2,6 respuestas por persona

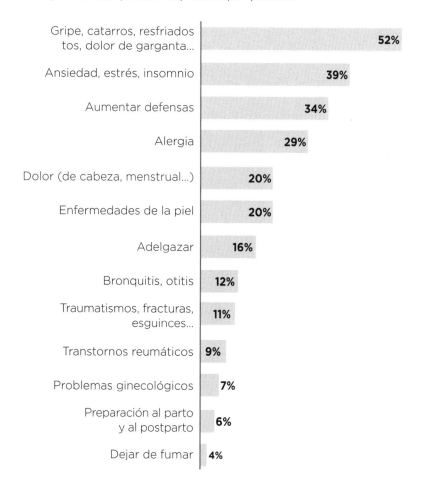

Gripe, catarros, resfriados tos, dolor de garganta...	52%
Ansiedad, estrés, insomnio	39%
Aumentar defensas	34%
Alergia	29%
Dolor (de cabeza, menstrual...)	20%
Enfermedades de la piel	20%
Adelgazar	16%
Bronquitis, otitis	12%
Traumatismos, fracturas, esguinces...	11%
Transtornos reumáticos	9%
Problemas ginecológicos	7%
Preparación al parto y al postparto	6%
Dejar de fumar	4%

2 ¿Cómo actúa la homeopatía?

Los medicamentos homeopáticos están dinamizados en dosis infinitesimales, de manera que el sistema endocrino (que es el que regula los sistemas hormonales) es incapaz de detectarlos. Por eso la expansión del medicamento es muy rápida al no encontrar ningún impedimento hormonal a su paso. El único sistema capaz de reconocerlo es el sistema inmunológico, el cual reconoce la base impresa del medicamento relacionándolo con la enfermedad. Cuando esto ocurre, el sistema inmunológico obtiene del medicamento la información sintomática. Esta información es la que utiliza para encontrar los síntomas similares en el organismo. Lo más importante es que los medicamentos homeopáticos no se administren utilizando un solo síntoma, sino todos los que presenta el enfermo; cuantos más síntomas coincidan entre la materia médica del medicamento y la enfermedad, más facilidad tendrá nuestro sistema inmunológico para localizarlos y activar los sistemas necesarios para combatirlos de manera que se produzca una curación.

Es de suma importancia que los medicamentos homeopáticos tengan la mayor similitud con la enfermedad que queremos tratar, pues si no es así nuestro sistema inmunológico no los relacionará con ella y no actuará. Básicamente los medicamentos homeopáticos actúan restableciendo el equilibrio fisiológico normal para poder recobrar el estado de salud. Mediante esta acción, regulamos el sistema inmunológico y mejoramos el funcionamiento de los sistemas y órganos, fortaleciendo su estado.

El síntoma es la manera que tiene nuestro cuerpo de explicarnos qué es lo que le pasa. Debemos aprender a escucharlo y entenderlo; así, es mucho más fácil reconocer la enfermedad y regularla. Los síntomas irán cambiando, es la manera que tiene el cuerpo de expresar la evolución de la enfermedad. Por lo tanto, esta evolución sintomática puede necesitar una modificación de la medicación hasta que se restablezca totalmente la salud.

Una sustancia que en un individuo sano produce determinados síntomas puede también curar a otro que esté enfermo con dosis mínimas de esa misma sustancia. Esta afirmación puede producir diferentes reacciones en el campo de la medicina, unas buenas y otras no tanto, pero lo cierto es que la medicina *alopática* o convencional utiliza este principio para algunos de los tratamientos que administra, como puede ser el caso de las vacunas. Una cepa de un virus que enferma al organismo y puede ser grave, previene esa misma enfermedad si se aplica en dosis muy pequeñas. En consecuencia, estamos administrando al paciente un similar, que es el principio básico de la homeopatía. Las vacunas funcionan al imitar a los agentes que causan las enfermedades y estimulan el sistema inmune para que acumule defensas que actúen contra ellos. El sistema inmunológico protege el cuerpo contra los microorganismos que pueden provocar la enfermedad. Los patógenos están cubiertos por moléculas llamadas antígenos, los cuales pueden activar una respuesta inmunológica específica. La vacunación expone al cuerpo a antígenos que son similares a los que se encuentran en el microorganismo, preparando al sistema inmunológico para que responda con fuerza y rapidez al encontrarse con él.

Modo de actuación de las vacunas

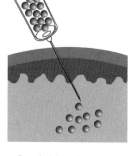

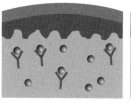

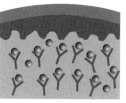

| Se administra la vacuna que contiene los antígenos similares al microorganismo | El organismo genera anticuerpos y clones del microorganismo inactivos | Cuando el organismo es infectado por el microorganismo, el sistema defensivo responde rápidamente |

Los aspectos más controvertidos de la homeopatía son las altas diluciones cuando superan el número de Avogadro, una unidad básica de medición en química, cuyo valor se calcula con $6{,}0221367 \times 10^{23}$, que es el número de moléculas que contienen 2,016 gramos de hidrógeno. Muchos de los medicamentos homeopáticos superan el número de Avogadro,[1] por lo que la probabilidad de encontrar una molécula de la sustancia inicial es imperceptible; es decir, el hecho de que los medicamentos homeopáticos estén diluidos infinitesimalmente significa para la química clásica que no contienen principio activo, por lo que la química no puede explicar cómo o por qué actúa. Cuando lo analizamos desde el punto de vista de las leyes de la física y la física cuántica, es cuando podemos empezar a comprender su modo de acción.

---

1. Número de Avogrado: Es el número de entidades elementales (átomos, iones, moléculas) que existen en un mol de cualquier sustancia, teniendo en cuenta que un mol equivale al número de átomos que hay en 12 gramos de carbono-12 puro.

Una forma de explicar cómo actúa la homeopatía es mediante la ley de Arndt-Schulz o regla de la biología del estímulo que dice que los estímulos de poca o mínima intensidad avivan las actividades biológicas; las de mediana intensidad las aceleran; las de fuerte intensidad las inhiben y las de fortísima intensidad las eliminan.

Por su parte, el doctor Gerard Van Swieten constató en un estudio con jugo de amapola a mediados del siglo XVIII que las dosis mínimas muy diluidas del jugo causaban estados y sensaciones animadas en pacientes; con dosis mayores causaban sueño y apatía; las dosis muy altas y concentradas provocaban derrames cerebrales. Esto demuestra que las dosis mínimas originan en el organismo el efecto contrario de las dosis elevadas. La homeopatía se rige por el mismo principio, utiliza el café en dosis infinitesimales para tratar el insomnio cuando en dosis altas lo provoca. También la ley de acción mínima de Maupertuis nos dice que la cantidad de acción necesaria para efectuar cualquier cambio en la naturaleza es la menor posible, la cantidad decisiva es siempre un mínimo.

Otra ley física con la que podemos entender mejor la homeopatía es mediante la dimensión fractal o geometría fractal, donde los objetos fractales se caracterizan porque cualquiera de sus partes es similar al todo, a esta propiedad se la denomina autosimilaridad. Esto lo entenderemos con más facilidad con el triángulo Sierpinski.

De una base de un triángulo se forman figuras de triángulos que contienen otros triángulos, que a su vez están formados por triángulos, formando una cadena enorme desde una base. La homeopatía funciona sobre esta base, de una cepa se produce una dilución y, de esta, otra dilución. De esta, otra. Así, de cada dilución se conserva el fractal de la anterior.

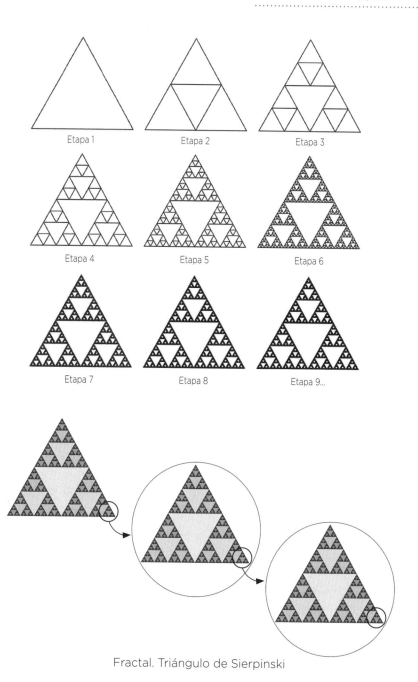

Etapa 1

Etapa 2

Etapa 3

Etapa 4

Etapa 5

Etapa 6

Etapa 7

Etapa 8

Etapa 9...

Fractal. Triángulo de Sierpinski

Para que algo se considere fractal, tiene que presentar dos condiciones:

1. Todas las partes del fractal son similares en el conjunto y cada una es similar a la anterior.

2. Los fractales se conforman por puntos que no tienen continuidad en el espacio y, aunque se pueden ubicar en una, dos o tres dimensiones, no se puede catalogar la totalidad del conjunto como algo unidimensional, bidimensional o tridimensional. Para poder ubicar este nuevo concepto, los matemáticos y los físicos han designado una nueva dimensión: la dimensión fractal.

Se ha creado una nueva dimensión física. Con cada dilución se conserva parte del todo y, aunque, químicamente, una vez superado el número de Avogadro no existe ni una sola partícula, sí que físicamente se conservaría un fractal de lo que ha sido en inicio y que tiene que ser similar al inicial. En eso se basa el equilibrio en la cantidad mínima necesaria para mantener la estabilidad en las células, en el organismo y en la salud.

Otra manera de explicar cómo actúa la homeopatía es mediante el teorema de cuerdas de la física cuántica. Según esta teoría, todas las partículas están formadas por cuerdas vibrantes; cada partícula tiene una vibración determinada. Estas forman células que tienen vibraciones iguales, por lo que una célula hepática (perteneciente al hígado) tendrá la misma frecuencia que otra célula hepática, pero distinta a una célula renal (perteneciente al riñón). Cuando una célula pierde su frecuencia determinada, es cuando enferma afectando posteriormente al órgano que pertenece.

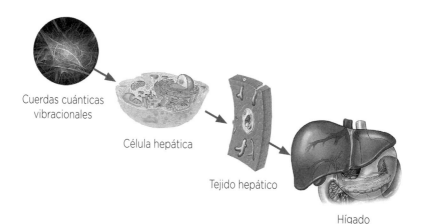

Cuerdas cuánticas vibracionales

Célula hepática

Tejido hepático

Hígado

Podríamos compararlo con una guitarra: cuando todas las cuerdas están debidamente afinadas, mediante su vibración, podemos percibir armonía entre ellas. Cuando alguna de sus cuerdas pierda su afinación de manera leve, si hacemos vibrar esa sola cuerda, no notaremos la diferencia, pero si hacemos vibrar todas las cuerdas, no se percibirá armonía entre ellas. La forma de solucionarlo es afinando esa cuerda que desentona. Cuando esto lo trasladamos al cuerpo humano, lo llamamos síntoma. La homeopatía se encarga, mediante el medicamento similar, de ajustar las cuerdas de las células para que se restablezca su frecuencia vibracional y el organismo recupere el equilibrio de la salud.

Entonces, ¿las sustancias con preparados realizados con diluciones homeopáticas deben considerarse remedios o medicamentos? Los conceptos en sí son parecidos, aunque la legislación actual los quiere diferenciar. La principal diferencia entre un remedio y un medicamento es que el remedio se puede vender en parafarmacias, centros dietéticos y tiendas en general y el medicamento, en cambio, es de venta exclusiva en farmacias. El remedio es la sustancia de origen animal, vegetal o mineral que se administra a los enfermos para producir un cambio contrario al desarrollo de la enfermedad, disminuyendo sus síntomas y aumentando el estado de salud. Por otra parte, el medicamento es un fármaco destinado al uso de personas o animales, dotado de propiedades que permiten prevenir, aliviar o mejorar el estado de salud de las personas enfermas o para modificar estados fisiológicos.

La legislación de sanidad aprobó en la década de 1990 los medicamentos homeopáticos, por lo que estos pasaron automáticamente a ser considerados medicamentos reconocidos. Hay controversia entre los profesionales de la salud: la mayoría coincide en que hay estudios que demuestran que los tratamientos homeopáticos tienen efectos positivos sobre el estado de salud de los pacientes, pero también hay quienes no están dispuestos a reconocer los beneficios de la homeopatía. Lo cierto es que cada vez hay más personas que son curadas mediante la homeopatía y cada vez hay más médicos que se diploman en Homeopatía, esto solo puede significar que, bien utilizada, da unos resultados excelentes, siguiendo una de las principales normas hipocráticas: una curación debe ser rápida, eficaz y no debe dañar.

3

¿Qué son exactamente las dosis infinitesimales?

Los dosis infinitesimales son una sucesión de diluciones que tienen como base de partida la tintura madre (maceración alcohólica de una sustancia) o la trituración de un preparado. Principalmente, las tinturas madre se emplean para los elementos vegetales y algunos elementos animales, mientras que la trituración se utiliza sobre todo para elementos de origen mineral y en algunos elementos animales. Por medio de la dinamización se realizan diluciones cada vez más altas hasta conseguir que no haya ninguna presencia del preparado inicial. Este sistema hace que la toxicidad que pueda tener la cepa primaria se pierda y el preparado homeopático solamente se quede impregnado de la parte beneficiosa. A esto se le denomina recuerdo genético y lo posee cualquier elemento que exista en la naturaleza, ya sea del mundo animal, vegetal o mineral. Cada elemento tiene una función específica en el equilibrio de la naturaleza y uno no podría existir sin el otro. Todo tiene una base genética, que es lo que hace que sea de una manera determinada o de otra. Con las diluciones, lo que rescatamos es esa base genética. Cuando tomamos un medicamento dinamizado en el que ya no existe ninguna molécula, estamos tomando la memoria genética de la cepa que hemos elegido.

Este proceso de dinamización se realiza mediante un proceso denominado sucusión, que se lleva a cabo con la agitación rápida y fuerte del preparado durante un tiempo determinado. La elaboración se consigue de la siguiente manera: se toma una parte de la tintura madre de la cepa elegida y se mezcla con 99 partes de una solución hidroalcohólica; a esta mezcla se le aplica la sucusión de la que hemos hablado y el resultado final será 1CH. Para conseguir un 2CH, se tomara una parte de la dilución 1CH, se mezclara con 99 partes de solución hidroalcohólica y de nuevo se aplicará la sucusión; para la 3CH se realiza la misma operación: una parte de la dilución 2CH con 99 partes de solución hidroalcohólica, y así sucesivamente.

MÉTODO DE HAHNEMANN

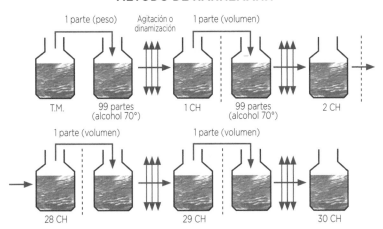

Cuando llegamos a una potencia 9CH, la dilución del preparado es de 1:10(18); es decir que una parte de la cepa inicial ha sido diluida en un trillón de partes de agua. Cuantas más veces dinamizamos el preparado, menos cantidad de la cepa inicial quedará, pero más profunda será la acción del medicamento, hasta poder tratar el plano psicológico.

Otro sistema muy reconocido son las diluciones korsacovianas o de frasco único. En este sistema se introduce el contenido de la tintura madre que se utilizará para elaborar el medicamento y se somete a un movimiento fuerte y rápido; el contenido del frasco se vacía por completo y se vuelve a rellenar de solución acuosa utilizando el mismo frasco que hemos vaciado anteriormente sin retirar los restos que han quedado adheridos en él. Se realiza de nuevo la sucusión (movimiento fuerte y rápido) y el resultado será 1K. Para obtener la siguiente dilución, se vaciará por completo el frasco que contiene (1K) y se rellenará de solución acuosa aprovechando los restos adheridos en el frasco, y después de someterlo de nuevo al proceso de sucusión, conseguiremos 2K.

MÉTODO DE KORSAKOF
Frasco único

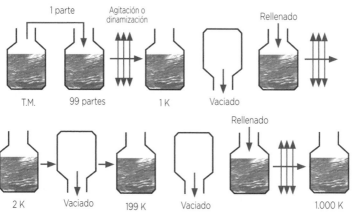

Cuando se han llevado a cabo análisis sobre un medicamento homeopático, los resultados siempre han sido los mismos: una solución de agua y alcohol, ya que mediante una analítica no podamos detectar algo que no es capaz de detectar ni siquiera nuestro sistema hormonal. Es gracias a unas pruebas realizadas con resonancias que se ha descubierto que el resultado varía dependiendo de la dilución del medicamento, con lo que se demuestra que, aunque no se puede ver analíticamente, sí que se detecta de manera vibracional.

El agua es capaz de percibir y recordar el estado vibracional y emocional de un elemento. Esto lo demostró Masaru Emoto con su obra *Mensajes del agua*, en la que, mediante fotografías de gotas de agua congelada, se ve la formación de cristales. Las aguas que emanaban de entornos naturales y tranquilos formaban unos cristales hexagonales con unas ramificaciones simétricas, mientras que los cristales que se formaban en las aguas de ciudades con mucho bullicio eran toscos y faltos de detalles. Recorrió muchos países realizando miles de fotografías con unos resultados sorprendentes, pero la comunidad científica lo desaprobó por considerar que la procedencia del agua de las ciudades y los entornos naturales eran distintas, tanto en composición como en sedimentos, cosa que podía alterar el resultado final. Emoto fue entonces mas allá y recogió dos muestras de agua de las cataratas Shiraito que se encuentran en el monte Fuji: una de las muestras la analizó en los alrededores de la tranquila zona del monte Fuji, mientras que la otra muestra la transportó hasta el centro de Tokio, donde también se analizó. Los resultados fueron igualmente espectaculares.

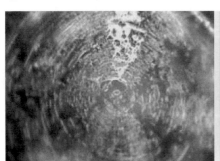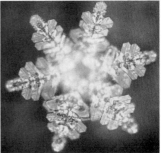

Agua de las cataratas Shiraito fotografiada en Tokio
y agua de las cataratas Shiraito fotografiada en el monte Fuji

En el agua fotografiada en el monte Fuji se formaron cristales hexagonales con formaciones simétricas, mientras que en la misma agua fotografiada en el centro de Tokio se formaban figuras sin ningún tipo de simetría ni geometría. Esto también ocurre en nuestro organismo: cuando estamos en un lugar tranquilo y sosegado rodeado de espacios naturales, nos impregnamos de una sensación de tranquilidad y bienestar. Sin embargo, cuando estamos en un lugar con estrés y frenesí, nos contagiamos de ese estado de nerviosismo, estrés y malestar.

En el año 1835, la Academia Francesa de Medicina presentó una demanda de exclusión contra el doctor Samuel Hahnemann, por considerar que la homeopatía era una quimera y una burla a los fundamentos de la medicina. El doctor Guizot, ministro de Salud galó, dijo: «Si la homeopatía es una quimera o un sistema sin valor alguno, caerá por sí misma; si, por el contrario, es un progreso en la medicina, se propagará, a pesar de todas vuestras medidas de proscripción». A la homeopatía se le pusieron mil y una trabas, actualmente se las siguen poniendo, y en el futuro se las seguirían poniendo, y el motivo principal es porque no entienden que pueda funcionar; pero la realidad es que la homeopatía ha curado, está curando y seguirá curando, como lo lleva haciendo en los últimos doscientos años.

Los medicamentos homeopáticos se administran dejándolos disolver debajo de la lengua (vía sublingual) porque se absorben por las mucosas. En la boca es donde tenemos las mucosas más externas y de más fácil acceso para una correcta absorción del medicamento.

Las tomas se realizan separadas de las comidas, principalmente se recomienda que se tomen antes de las comidas. Si no es posible, deben tomarse unas dos horas después de comer.

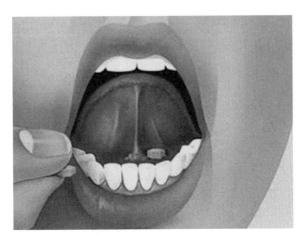

Vía sublingual

El motivo es que durante la comida la mucosa está poco receptiva al concentrarse en el estómago para regular el proceso de digestión, y el resto de las mucosas pierde actividad dificultando la absorción de los medicamentos.

Los medicamentos homeopáticos, a diferencia de los convencionales, no actúan por la cantidad de la toma, sino por la frecuencia con que se toma. El tomarse dos o diez gránulos en la misma toma tiene exactamente el mismo efecto, porque el sistema inmunológico recibe la misma información indiferentemente de la cantidad administrada. Si esos diez gránulos se reparten en cinco tomas administrando dos gránulos en cada una y espaciándolas tres horas, el beneficio del tratamiento aumentará significativamente, porque el sistema inmunológico lo reconocerá en cada toma y activará al organismo para neutralizar la enfermedad. Es importante pautar la toma de cada paciente para que los resultados sean más rápidos y definitivos.

Los medicamentos en formato de gránulo deberán tomarse sin tocarlos directamente con las manos, ya que la grasa de la piel puede contaminarlos.

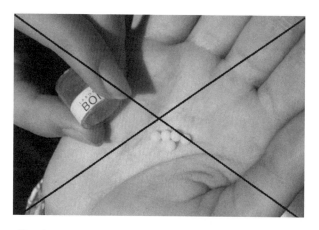

Al ser diluciones homeopáticas dinamizadas, cualquier tipo de modificación puede alterar su eficacia, por eso la importancia de que no entre en contacto con nada que no sea el propio recipiente del medicamento y la boca del paciente. Estos recipientes están preparados para tomar el medicamento sin tener que tocarlo; se trata de un tubo con una tapa giratoria.

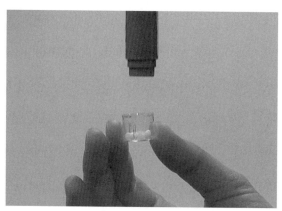

Al girar la tapa los gránulos caen en ella, se retira la tapa del cuerpo del tubo con la cantidad de gránulos elegidos y se dejan caer en el interior de la boca del paciente que se los colocará debajo de la lengua.

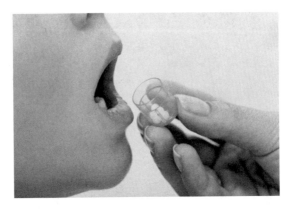

De este modo nos aseguramos de que la administración sea correcta y de que los medicamentos no sufran ninguna alteración.

4 ¿Es la homeopatía un efecto placebo?

Cuando buscamos en el diccionario la palabra *placebo*, nos encontramos con esta definición: «Un placebo es una sustancia farmacológicamente inerte que se utiliza como control en un ensayo clínico. El placebo es capaz de provocar un efecto positivo a ciertos individuos enfermos si estos no saben que están recibiendo un medicamento falso y creen que es uno verdadero. Esto se denomina efecto placebo y es debido a causas psicológicas». Su venta, además, no está regulada, por lo que su comercialización es libre. Sin embargo, los medicamentos homeopáticos sí están regulados y su venta está limitada a las farmacias.

Los efectos placebo sólo ocurren en los individuos adultos, es decir los que tienen un componente psicológico capaz de producirles un beneficio con algo totalmente inerte, pero no existe el efecto placebo ni en bebés ni en animales. En cambio, los tratamientos con medicamentos homeopáticos en bebés y niños pequeños, sobre todo en casos de asma y procesos bronquiales, son espectaculares.

En Europa, cerca del 30% de la población utiliza la homeopatía y acude a la consulta de un homeópata o médico homeópata, calculándose que alrededor de 100 millones de europeos recurren a ella de manera regular. En Inglaterra existen cinco hospitales homeopáticos y el 10% de la población británica visita periódicamente a un homeópata y el 45% de los médicos no dudan en derivar a algunos de sus pacientes a homeópatas. Francia es uno de los países que más utiliza la homeopatía, pasando del 22% de la población en 1984 al 40% en 2002. Alemania es otro país puntero en el estudio, experimentación y uso de la homeopatía: el 70% de los pacientes declaran haber tomado alguna vez medicamentos homeopáticos. En el resto del mundo, la medicina homeopática también está muy extendida: en la India existen más de 250.000 homeópatas registrados y el 10% de la población utiliza como medicina principal la homeopatía. Brasil, Argentina y México también son países donde la homeopatía es una de las principales opciones médicas. México dispone de hospitales homeopáticos donde se atiende a la población y los homeópatas realizan prácticas.

También se han realizado ensayos clínicos con medicamentos homeopáticos. Si se realiza un ensayo con antitérmicos en pacientes con fiebre a los que se les administra el antipirético (medicamento para reducir la fiebre como el paracetamol), su fiebre se reducirá en la mayoría de los casos, independientemente de la causa que la produzca. Al realizar el ensayo con medicamentos homeopáticos, hay que tener en cuenta que para que funcionen debe haber concordancia con los síntomas del paciente y el tratamiento ha de ser individualizado. Si realizamos el ensayo anterior con *Belladona* (medicamento homeopático para tratar algunos tipos de fiebre según los síntomas), el resultado no será concluyente, porque solamente que cambie un síntoma el medicamento ya no actuará igual. Si el paciente tiene fiebre alta de inicio brusco con enrojecimiento de las mejillas y un sudor profuso, *Bella-*

dona actuará de inmediato, pero si un paciente tiene los mismos síntomas que el anterior, pero no suda, *Belladona* no actuará con tanta contundencia, porque ahora los síntomas se decantan por Aconitum (medicamento homeopático para tratar algunos tipos de fiebre según los síntomas). Para que un estudio pudiera demostrar su eficacia, debería tratarse con el medicamento individualizado a cada voluntario.

Uno de los experimentos más notables en homeopatía lo llevó a cabo William Boyd, de Edimburgo, y fue publicado en 1954 por la revista *Journal of the American Institute of Homeopathy.* El ensayo se realizó con cloruro de mercurio diluido en dosis homeopáticas. El objetivo del ensayo era comprobar la velocidad de transformación de los hidratos de carbono en azúcares para facilitar la digestión. La composición de la sustancia de los frascos de control era almidón, diatasa y agua destilada. Estos frascos se compararían con otros con la misma composición a los que se había añadido la solución homeopática de cloruro de mercurio. Se analizó con un espectrofotómetro de absorción (aparato científico que analiza la composición química de una sustancia) la velocidad de la transformación de los hidratos de carbono. Los resultados demostraron que en los frascos que contenían la dilución homeopática de cloruro de mercurio se aceleraba la velocidad de la trasformación en azúcares. Ese mismo experimento fue analizado y repetido en laboratorios independientes con el entorno controlado de temperatura, humedad, etc., con los mismos resultados.

Jaques Benveniste fue un médico investigador experto en el campo de las alergias y la inmunología, publicó 230 artículos científicos en las más prestigiosas revistas científicas del mundo. En uno de sus trabajos estudiaba unas células sanguíneas que intervienen directamente en las enfermedades alérgicas: los basófilos, que, al entrar en contacto con algún elemento al que el organismo es alérgico, se activan produciendo los síntomas que causan las alergias: estornudos, rinorrea, taponamiento nasal, dificultad respiratoria... Benveniste desarrolló un sistema para poder determinar si un individuo era alérgico a un determinado alérgeno. Añadió un tipo de tinte que sólo afectaba a los basófilos inactivos. De este modo únicamente tenía que contar las células que se habían teñido de color azul para saber si el organismo había tenido una reacción al alérgeno al que se había sometido. Cuantas más células azules, menos alergia.

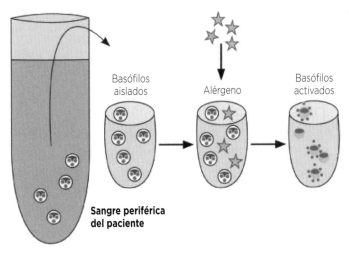

Basófilos aislados

Alérgeno

Basófilos activados

Sangre periférica del paciente

Benveniste había preparado una sustancia muy diluida, pero la dilución se le fue de las manos y llegó al punto de convertirla en una sustancia homeopática sin ninguna partícula de la sustancia inicial. Cuando comprobó que la sustancia no tenía ninguna partícula, dejó la muestra en el laboratorio para volver a preparar otra en la que la dilución no fuera tan grande como para que no quedara ninguna partícula del preparado. Uno de sus ayudantes entró en el laboratorio y, ajeno al fallo de dilución, empezó a hacer las pruebas que realizaban sobre los basófilos. Como siempre, cogió una muestra del preparado, lo mezcló con agua y los basófilos se activaron. Era lo normal, pero cuando Benveniste vio el resultado y el preparado con el que su ayudante había realizado la prueba, no daba crédito. Era imposible que los basófilos se activaran, dado que el preparado estaba tan diluido que sólo contenía agua.

El equipo de Benveniste y él mismo quedaron estupefactos con los resultados y, como buenos investigadores, realizaron cientos de pruebas, después de las cuales llegaron a la conclusión de que, cuando se diluía una sustancia hasta convertirla en una dilución homeopática, el agua que quedaba de dicha dilución era especial, no actuaba sobre los basófilos como si se tratara de un líquido inerte, sino que era como si contuviera un recuerdo de la sustancia inicial. Era un descubrimiento realmente extraordinario que podía ser la prueba definitiva de que la homeopatía funcionaba, aunque la ciencia no lo pudiera demostrar. Benveniste envió los resultados de sus estudios a la prestigiosa revista *Nature* para que fueran publicados como un importante descubrimiento científico. El editor de la revista dudó de hacerlo, a pesar de que los resultados eran concluyentes y provenían de uno de los más prestigiosos investigadores en la materia. Publicar algo tan revolucionario como que la homeopatía tenía base científica era una gran responsabilidad, por lo que pidió a Benveniste poder inspeccionar su laboratorio con otros científicos para verificar los resultados. Naturalmente, Benveniste aceptó, pero en lugar de enviar al laboratorio a un grupo de científicos cualificados, mandaron a un cazafraudes y al prestidigitador James Randi, dos de los hombres más escépticos que pudieron encontrar. Sólo con esto se veía muy claro lo que pretendían: no era encontrar evidencias científicas de los resultados de Benveniste, sino la manera de desprestigiar el estudio llevado a cabo por él.

Los primeros experimentos que se llevaron a cabo delante de los inspectores obtuvieron unos resultados abrumadores, después de varias repeticiones los inspectores y, en particular Randi, dijeron que los resultados podían estar manipulados inconscientemente por los científicos, ya que podían estar sugestionados para ver lo que querían ver, por lo que propusieron realizar un nuevo experimento en el que algunos frascos contendrían agua y otros diluciones homeopáticas. Los científicos de Benveniste accedieron sin protestar, pero mientras estaban realizando la prueba, Randi se paseaba por el laboratorio haciendo trucos de magia y de prestidigitación. Él dijo que lo hacía para relajar los ánimos, pero para los investigadores fue una falta de respeto a su trabajo y una manera de impedir su concentración. Cuando terminaron los experimentos, los resultados fueron poco concluyentes, ya que en algunos de los experimentos que se hicieron con agua normal, también dieron positivo en la activación de los basófilos. Los científicos y el propio Benveniste pidieron al editor de la revista *Nature* volver a realizar el experimento, pero esta vez con científicos serios y sin que el laboratorio se convirtiera en un circo. Se negó.

También en mi caso he recibido críticas; en una ocasión por parte de un asistente a la presentación de un libro a la que me invitaron como profesional. El libro trataba sobre la fibromialgia y, después de la exposición del autor, yo relaté la experiencia que había tenido con pacientes míos medicados con homeopatía y los resultados que había obtenido. La acusación que me lanzó aquella persona fue: «Lo que es una vergüenza es que cobréis a la gente por recetarles agua con azúcar». Cuando iba a contestarle, se levantó un hombre muy indignado que resultó ser el padre de un niño paciente mío y, dirigiéndose a aquella persona crítica con la homeopatía, respondió: «Discúlpeme, mi hijo padecía bronquitis de repetición con insuficiencia respiratoria, y una vez al mes o cada dos meses teníamos que medicarle con antibióticos y como mínimo tres veces al año teníamos que ingresarlo en el hospital. Hace dos años lo llevamos al homeópata que está sentado frente a nosotros y al cabo de tres meses de tratamiento empezó a mejorar notablemente. En estos dos últimos años, el niño no ha tenido que ingresar en ninguna ocasión en el hospital y toma antibióticos en contadas ocasiones. ¿Usted cree que a mí me importa que lo que me haya recetado sea agua y azúcar? Mi hijo se encuentra bien y puede hacer una vida normal sin miedo a resfriarse y tener que tomar antibióticos». Después de decir esto tomó asiento de nuevo, se hizo un silencio por un momento en la sala, le agradecí su puntualización y continuamos la presentación.

Todos los psicólogos utilizan el efecto placebo para tratar a sus pacientes, ya que los preparan psicológicamente para poder estimular su inconsciente y que así puedan superar sus fobias, trastornos, ansiedades... La diferencia es que este efecto placebo sí está reconocido como válido. Los psicólogos realizan una gran labor, yo trabajo conjuntamente con algunos, quienes me derivan a veces pacientes que necesitan un tratamiento más específico, y viceversa, a veces soy yo quien les derivo mis pacientes a ellos. El equilibrio entre nuestras profesiones es lo que hace que muchas personas se curen antes y vuelvan a tener una calidad de vida que habían perdido.

5 ¿Se puede medicar con homeopatía durante el embarazo?

Sí, durante el embarazo se pueden tomar medicamentos homeopáticos. El problema que genera dar medicinas a las mujeres embarazadas es el riesgo que tienen algunos medicamentos alopáticos o convencionales de traspasar la barrera placentaria. Si esto sucediera, el medicamento podría producir graves alteraciones en el embrión. Los medicamentos alopáticos actúan sobre el sistema endocrino, pudiendo alterar así funciones hormonales necesarias para el desarrollo normal del embrión.

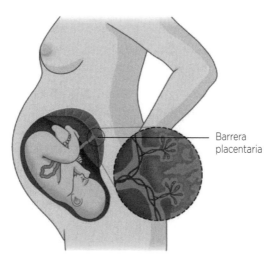

Barrera placentaria

Los medicamentos homeopáticos, sin embargo, actúan sobre el sistema inmunológico, por lo que en ningún caso alteran el sistema hormonal y no producen toxicidad ni en la madre ni en el embrión. Los medicamentos homeopáticos regulan el sistema hormonal equilibrándolo mediante el sistema inmunológico, pero sin necesidad de producir ni forzar el aumento o la disminución de sustancias, como hormonas, enzimas, coenzimas... Al no tener el organismo que controlar las segregaciones endocrinas, no genera efectos secundarios ni en la madre ni en su futuro hijo.

Durante los primeros meses del embarazo, la madre puede notar náuseas, vómitos, mareos, estados de nerviosismo y otras alteraciones que son causadas por los cambios hormonales que se producen en el organismo. Aunque no suelen acarrear ninguna gravedad, son limitantes y pueden producir irritación de las mucosas. Los medicamentos homeopáticos, al regular el organismo, reducen significativamente estos incómodos síntomas, mejorando el estado de bienestar durante el periodo del embarazo.

La primera premisa de cualquier medicina es la de proteger la vida del paciente. Si se puede tratar con medicamentos sin riesgos mucho mejor, siempre valorando cada caso de forma individual. La administración de medicamentos homeopáticos durante el embarazo es totalmente compatible con los medicamentos convencionales.

A mediados del siglo XX se realizó en Alemania un estudio con 500 mujeres embarazadas de entre 22 y 40 años para comprobar los beneficios que podía aportar la homeopatía en el parto. El ensayo se llevó a cabo de manera individualizada con placebo y los medicamentos *Actaea Racemosa* y *Caudophyllum,* dependiendo de la sintomatología y el perfil de cada paciente, sin que ni las participantes ni los investigadores supieran si se estaba administrando un placebo o un medicamento. Los resultados fueron que, de las pacientes a las que se había administrado placebo, el 45% habían tenido un parto de más de tres horas y, de estas, el 15% tuvo algún tipo de complicación en el parto. El 55% tuvo un parto inferior a las tres horas y sin complicaciones. De las pacientes a las que administraron los medicamentos homeopáticos, el 71% tuvo un parto de menos de tres horas y sin complicaciones y el 29% lo tuvo de más de tres horas; de ellas, el 8% tuvo algún tipo de complicación. Teniendo en cuenta estos beneficios y la ausencia de riesgos, es un tratamiento recomendable.

Cuando la paciente embarazada acude a la consulta de un homeópata suele ser por diversas razones, las más comunes son las siguientes:

- Síntomas físicos: náuseas, vómitos, malestar general, cefaleas, ardor o dolor abdominal...

- Síntomas anímicos: apatía, cansancio, dificultad para sobrellevar el día a día, pesadez...

- Síntomas psicológicos: depresión y euforia, tristeza y alegría, insomnio y somnolencia, además de otros síntomas paradójicos...

- Miedos: miedo a que el bebé se desarrolle bien, a hacer algo que perjudique a su futuro hijo, a la enfermedad, al parto... En definitiva, la madre no está tranquila hasta que no ve a su bebé y se da cuenta de que está perfectamente.

Todos los síntomas que hemos citado se pueden tratar con medicamentos homeopáticos, pero es muy importante hacer un buen perfil de la paciente. La futura madre se tranquilizará al saber que los medicamentos homeopáticos están lo suficientemente diluidos para que no afecten de manera negativa a su futuro hijo, sino que todo lo que pueden aportar son cosas positivas. El resultado siempre es bueno, ya que el bienestar de la madre beneficia tanto al embarazo como al parto, proporcionando estados de tranquilidad que son muy beneficiosos para el bebé y la madre.

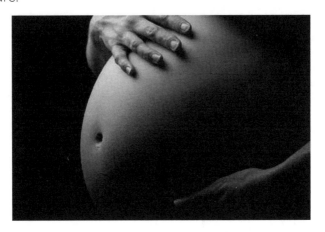

El organismo de la mujer tiene todos los sistemas necesarios para llevar a cabo, sin ayudas externas, el embarazo y el parto. Con los medicamentos homeopáticos lo único que hacemos es ajustar al máximo esos sistemas, para que algo tan natural como estar embarazada y dar a luz se pueda disfrutar.

En la actualidad también tenemos hospitales, ambulancias y diversas mejoras técnicas para hacer del parto algo más placentero, controlado y sin riesgos. Aprovechemos lo que el progreso nos ofrece: la epidural para evitar en gran medida los dolores del parto, la hospitalización para mejorar la calidad y minimizar riesgos... Todo esto es totalmente compatible con un tratamiento homeopático. El progreso nos da rapidez y seguridad, mientras que la homeopatía nos proporciona tratamientos efectivos, rápidos y que no causan daños. Es una buena combinación, sobre todo para el bienestar de los pacientes.

6

¿La agravación homeopática es un efecto secundario?

La respuesta es no. Nunca se debe confundir una agravación homeopática con un efecto secundario. La agravación forma parte del proceso de curación y es necesaria para eliminar del organismo síntomas que han quedado aletargados en los sistemas a causa de la supresión. Un efecto secundario es la consecuencia provocada por la administración de un fármaco para tratar una enfermedad o sus síntomas.

A veces, la enfermedad es la consecuencia de repeticiones a lo largo de nuestra vida. La medicina convencional administra algunos medicamentos para aliviar los síntomas: en el caso de vómitos, se administra un antiemético; si lo que se tiene fiebre, un antipirético; si se padece una reacción alérgica, un antihistamínico; si hay una inflamación, un antiinflamatorio... Realmente estos medicamentos alivian unos síntomas que pueden ser desagradables y en algunos casos incluso peligrosos. Eso sí, si bien alivian los síntomas, no curan lo que los produce.

Según los principios homeopáticos, cuando eliminamos un síntoma, también rompemos un proceso natural del cuerpo. Cuando un paciente produce fiebre, lo hace principalmente para que los virus y las bacterias estén en un hábitat desfavorable para su reproducción y desarrollo, ya que los virus y las bacterias se reproducen mucho mejor a 37°C. Por eso, cuando el organismo detecta un agente patógeno invasor, aumenta la temperatura del cuerpo para frenar esta reproducción y, a la vez, al aumentar nuestra temperatura, estimulamos la médula para que segregue más defensas que luchen contra la invasión. Pero si en cuanto la fiebre asciende a 37,5°C ya administramos antipiréticos para reducirla, estamos frenando el proceso natural de curación. Es importante tener en cuenta que cuando la fiebre supera los 38,5°C hay que hacer que baje utilizando los medicamentos necesarios para ello, porque quiere decir que el organismo no es lo suficientemente fuerte para frenar la enfermedad.

Cuando no se cura una enfermedad, esta queda aletargada en nuestro interior, y cuantas más veces eliminemos los síntomas relacionados, más fuerza tendrá y más profundamente se ubicará. Si se produce una acumulación, puede aparecer en forma de enfermedad latente, y el organismo pierde su capacidad de equilibrio y de regulación natural. El efecto secundario lo produce el propio organismo al contrarrestar la acción del medicamento administrado. Uno de los medicamentos convencionales más usados es el diclofenaco (principio activo del Voltaren), que tiene una acción antiinflamatoria. En el organismo, su mecanismo de acción es evitando la síntesis de prostaglandinas, que está causada por la inhibición de la enzima ciclooxigenasa. La inhibición de esta enzima disminuye la producción de prostaglandinas en el epitelio del estómago, por lo que este se vuelve mucho más vulnerable a sus propios ácidos gástricos, como el ácido clorhídrico, que al ser extremadamente corrosivos afectan a las paredes estomacales y pueden producir afecciones. Esto es un efecto secundario, una acción-reacción causada por la supresión, y por eso debemos tomar protectores estomacales cuando consumimos este tipo de medicamentos.

En cambio, una agravación producida por la administración de un medicamento homeopático se produce cuando removemos el interior, expulsando los síntomas que durante un periodo de tiempo se han ido ocultando en nuestro interior. Una agravación durará desde unas horas a varios días, no necesita tratamiento y se desvanecerá por sí sola. Una vez eliminado este síntoma, ya no volverá a producir ninguna alteración y desaparecerá para siempre.

Según la ley de Hering, el proceso natural de curación debe ser siempre:

- De dentro afuera, iniciando la curación por los órganos internos hacia las mucosas y la piel, de manera que las agravaciones más comunes se producen en la piel por ser el órgano de salida.

- De arriba abajo, desde los síntomas mentales hasta los síntomas físicos.

- En orden inverso al de aparición, una enfermedad suele empezar por una alteración física, la cual, si sigue evolucionando, suele acabar en una enfermedad psicológica.

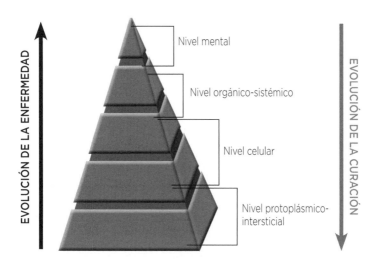

Como he mencionado, cuando se produce una agravación, esta se desarrollará en orden inverso a como aparecieron los síntomas, y aunque parezca algo extraño, es lo más normal. Si nosotros llenamos un vaso con un poco de arena, que quedará en el fondo, y seguidamente le añadimos piedrecitas, después confeti y por último tela, el vaso quedará compuesto por varias capas, pero si volcamos el contenido en una mesa, lo primero que caerá será la tela, seguida del confeti, las piedrecitas y, por último, la arena. Este es el orden natural de las cosas y lo mismo ocurre en el organismo.

Podemos encontrar dos tipos de agravaciones distintas:

1. El paciente se encuentra peor en un primer momento con la aparición de síntomas que no tenía, pero que sí había padecido en el pasado, por lo que, si no se le explican bien las causas, podría pensar que esta empeorando su estado de salud. Al poco tiempo esos síntomas irán remitiendo y el paciente se encontrará incluso mejor que antes de enfermar porque las cargas que tenía se han ido aliviando.

2. Los síntomas del paciente empeoran como si su enfermedad avanzara más rápidamente, pero curiosamente se encuentra mucho mejor. Puede parecer algo paradójico, pero el aumento de los síntomas es en muchos de los casos una activación del mismo sistema para expulsar la causa de una enfermedad, por ejemplo cuando un paciente acude por un exceso de mucosidad que le produce descargas nasales con presión en la nariz y los ojos, picor y rinorrea. El paciente espera que la medicación le corte la mucosidad porque es a lo que está acostumbrado, pero esa mucosidad es un sistema de limpieza, por la mucosidad se eliminan virus y agentes patógenos impidiendo también que entren en el organismo. Si la detenemos, dejaremos acceso libre

para que el virus pueda entrar sin problemas e impediremos que los que están ya en el organismo no sean expulsados. La medicación homeopática producirá una descarga nasal mayor, pero el paciente se encontrará mejor, no sentirá tanta presión ni en los ojos ni en la nariz, y también disminuirá el picor. El proceso de limpieza no hay que pararlo, hay que regularlo. Cuando el virus esté controlado, la rinorrea desaparecerá.

7 ¿Qué es la patogenesia y la materia médica homeopática?

La patogenesia homeopática es el conjunto de síntomas que provoca una cepa determinada en dosis semitóxicas a un individuo sano. La patogénesis es la manera más eficaz de determinar cómo actúa una sustancia determinada en un individuo sano. Las primeras patogenesias las realizó Hahnemann, y utilizaba la sustancia a estudiar en su estado más puro, pero en los primeros ensayos se dio cuenta de que en dosis tan altas producía unos trastornos en el organismo del individuo que, dependiendo de la toxicidad de la sustancia, podía incluso poner en riesgo su vida. Teniendo en cuenta esto, empezó a diluir las sustancias en agua para reducir su toxicidad. Los resultados fueron mejores, pero la toxicidad todavía era demasiado elevada.

A Hahnemann se le ocurrió entonces que, si diluía una sustancia que ya estaba diluida en agua, la carga tóxica sería mucho menor. Con estas diluciones, se empezaron a realizar los estudios de las patogenesias, que se llevaban a cabo en grupos distintos en edad, sexo, procedencia y conocimientos. Hahnemann consideró importante realizar las patogenesias tanto a individuos con estudios superiores, como a individuos analfabetos, para que los resultados fuesen lo más fehacientes posibles. El único requisito indispensable era que el sujeto estuviera totalmente sano, sin alteraciones físicas ni psíquicas.

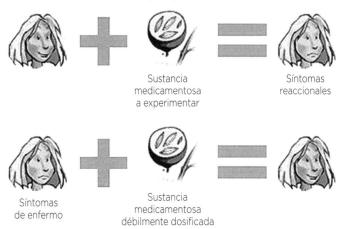

Sustancia
medicamentosa
a experimentar

Síntomas
reaccionales

Síntomas
de enfermo

Sustancia
medicamentosa
débilmente dosificada

A cada grupo se le administrativa una sustancia determinada que era compartida por todos los individuos de un grupo en dosis y diluciones iguales. Los síntomas que padecían los individuos con la toma de las sustancias eran documentadas con máxima exactitud. Si una persona tenía picor, no bastaba con apuntar «nota sensación de picor», sino que se debía documentar el síntoma con todos los detalles posibles.

Un ejemplo de documentación de un síntoma como el picor podría ser el siguiente:

«Sensación de picor, adormecimientos, hormigueo o cosquilleo sucesivos o simultáneos en segmentos o pequeños sectores de los miembros superiores, especialmente en las manos. Pequeñas zonas de sensibilidad en las puntas de los dedos que combinan el hormigueo con la sensación imperiosa de rascarse, aunque por su sensibilidad se convierte en sensación de quemadura.

»Picor sin erupción en distintas partes del cuerpo, donde se producen edemas en la zona donde se ha rascado, con la sensación de picor ardoroso. Sensación de millares de agujas que pinchan la piel produciendo un incontrolable picor combinado con el dolor que causa el rascado de la zona afectada».

De esta manera se documenta correctamente un síntoma, con todos los detalles posibles, se crean o no relevantes. La unión de todos los síntomas que produce una sustancia y su posterior documentación se conoce como la materia médica homeopática. Toda materia médica tiene que tener un orden. Lo primero es el nombre de la sustancia con la que se ha realizado la experimentación de la patogenesia. El nombre de esta sustancia siempre se escribirá en latín, así se garantiza que en cualquier lugar del mundo donde se administre este medicamento no se tengan dudas debidas al idioma. Aquí están los síntomas:

Los síntomas mentales y psicológicos: son muy importantes en la materia médica; se trata de ansiedad, miedos, fobias, alteraciones de la personalidad, generosidad, avaricia, alucinaciones... Se les da un gran valor cuando se hace un perfil y son los que influyen de una manera importante en los síntomas físicos.

Los síntomas generales: aquí se encuentran síntomas generales como trastornos del sueño, hambre, sed, sudoración, tipos y modalidades de dolor, estados febriles y sus trastornos. Dentro del grupo de los síntomas generales se incluyen los deseos y aversiones, que suelen estar relacionados con los productos alimentarios, por ejemplo deseo de dulces o aversión a la carne. Aunque por sí solos no tienen mucha importancia, sí la tienen en el contexto general de la materia médica. Los síntomas generales tienen importancia, pero no son los más determinantes, sino que sirven como apoyo a los síntomas mentales y a los característicos.

Los síntomas característicos: son los que se especifican en los sistemas y los órganos en particular que, sumándolos a los síntomas generales, nos dan un síntoma completo. Los síntomas característicos se consideran de más importancia que los generales porque dan más información y son más individuales.

Las materias médicas actuales están basadas en las que hizo en su momento Hahnemann. Hay que modernizarlas, pero siempre teniendo en cuenta los síntomas que están expuestos. Hoy en día hay enfermedades que están erradicadas y que en la época de Hahnemann estaban a la orden del día como podía ser la sarna, la sífilis o el carbunco.

Los síntomas se disponen mediante grados (1, 2 y 3). El grado 3 se considera que es cuando los síntomas que han mencionado los participantes en la patogenesia con una determinada sustancia han sido padecidos por todos los individuos del control, sea cual sea su edad, sexo o condición social. El grado 2 es cuando una parte del grupo ya sea de una edad determinada o por el sexo mostraban el síntoma que está descrito en la materia médica, pero ya no son todos los del mismo grupo. El grado 1 es cuando alguien del grupo de control de la sustancia en cuestión ha descrito el síntoma, aunque solamente sea un individuo. Algunos autores han incluido el grado 4, que es igual que el 3, pero con más intensidad. Naturalmente, los síntomas de grado 3 son los que más datos nos aportan de la materia médica, pero no debemos descartar los demás grados, pues todos tienen una importancia dentro del contexto de la sustancia que se estudia.

Hay que tener en cuenta que un tratamiento homeopático no se administra porque el paciente padezca todos los síntomas de la materia médica del medicamento, pero todos los síntomas que padece sí deben estar en ella.

8

¿Cómo equilibrar y fortalecer el organismo mediante la homeopatía?

La homeopatía no elimina ni destruye; regula y estimula. Nuestro sistema inmunológico y nuestro sistema defensivo tienen la suficiente capacidad para poder proteger el cuerpo de los agentes invasores. Si estos sistemas están activos y equilibrados, son capaces de proteger el organismo de prácticamente cualquier agente agresor. Con esto no pretendo decir que la homeopatía pueda curar todas las enfermedades, pero en el caso de las más graves siempre se pueden tratar para mejorar la calidad de vida del paciente. En este caso, la homeopatía se usa como coadyuvante de otros tratamientos. Una enfermedad siempre es más fácil de tratar si se conoce exactamente cómo actúa en el organismo. Aunque los mecanismos de acción a nivel general sean los mismos, no afectan a todos los individuos de igual modo, de aquí la diferencia de síntomas de un paciente a otro con la misma enfermedad y también la importancia de dar un tratamiento a los pacientes de manera individualizada. En una enfermedad renal, el órgano más afectado es el riñón, pero hay pacientes que pueden tener más infecciones y otros que pueden tener más inflamaciones. Estos son los síntomas que ayudan al homeópata a reconocer la manera de actuar de la enfermedad.

Un buen homeópata debe saber hasta dónde puede llegar individualmente, no se puede jugar a ser un curalotodo, ya que hay limitaciones y es muy importante saber cuáles son. El homeópata tiene que utilizar tantos medios como sea posible para conseguir la curación del paciente, teniendo una mente abierta a todas las medicinas y tratamientos (no porque la homeopatía haya demostrado durante siglos su eficacia debe ser la única terapia posible). El paciente siempre tiene que ser el actor principal y los profesionales de la salud los secundarios; nunca al revés.

Todas las enfermedades tienen una evolución natural que hay que respetar. No podemos eliminar síntomas porque estos sean molestos o nos impidan realizar nuestras actividades diarias. La fiebre, la mucosidad, el cansancio y la apatía, entre otros, son algunos de los síntomas que tratamos de eliminar rápidamente para sentirnos mejor, pero al hacerlo en realidad sólo los escondemos.

Nuestro organismo es capaz de neutralizar la mayoría de las enfermedades que amenazan su salud mediante el equilibrio de sus funciones y sistemas. Cuando este equilibrio se descompensa, los microorganismos no encuentran impedimentos y enfermamos con más facilidad. La homeopatía equilibra los sistemas reforzándolos y preparando al sistema inmunológico para neutralizar a los agentes patógenos, conservando el estado de salud. Cuando hay una señal, hay que escucharla: siempre es más efectivo, más rápido y mucho menos traumático si solucionamos el problema al primer síntoma.

La homeopatía es preventiva y también es curativa. Siempre debemos entender que la medicina primero debe ser preventiva. «Más vale prevenir que curar» es una de las frases del saber popular que mejor define lo que debería ser la medicina, ya que la prevención es la mejor forma de curación. Los tratamientos profilácticos (preventivos) ayudan a nuestro cuerpo a mantener a raya los causantes de las enfermedades.

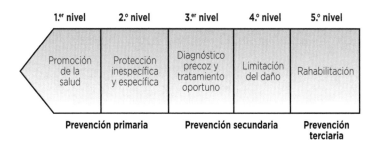

Para la homeopatía, prevenir la enfermedad es la base para no tener que curarla. Si durante la época de invierno hacemos tratamientos para aumentar nuestro sistema inmunológico activando las defensas, y esto evita que nos pongamos enfermos, no deja de ser una curación, la diferencia es que se ha realizado antes de que nos afecte la enfermedad. La curación debe ser pronta, rápida y permanente. Si tenemos un sistema inmunológico fuerte, será mucho más sencillo eliminar la enfermedad, por eso debemos tener en cuenta que la curación depende en gran medida de una correcta prevención.

9

¿Por qué a algunas personas les funciona la homeopatía y a otras no?

La homeopatía funciona para todo el mundo, la diferencia es que no todas las enfermedades cursan con los mismos síntomas. Un mismo virus, bacteria u hongo actúa de manera distinta en cada organismo, por lo que una misma enfermedad se debe tratar con diferentes medicamentos, dependiendo de los síntomas, por eso es de gran importancia la individualización de los tratamientos. Cada persona es única e individual y nunca hay que medicarla como un colectivo. El homeópata tiene que decidir mediante el examen de los síntomas cuál es el medicamento más indicado: si los síntomas no coinciden con la materia médica, no actuará y el paciente no mejorará ni se curara.

Hay una frase que se repite a menudo: «Tómate este medicamento homeopático que no te hará daño». Esto no es del todo cierto: cada vez que ingerimos un medicamento homeopático, nuestro sistema inmunológico busca los síntomas que cubre el medicamento. Si vamos tomando medicamentos homeopáticos sin control, el sistema tendrá demasiados frentes abiertos, y cuando una enfermedad ataque el organismo, estará demasiado desorganizado para neutralizarla. El estudio ha de ser concienzudo y el medicamento adecuado para los síntomas del paciente.

Cuando un miembro de una familia contrae la gripe, suele contagiar la enfermedad al resto y todos se ponen enfermos. Al ser todos de la misma familia y haberse contagiado del mismo portador, ¿hay que medicarlos igual? No, aunque sean de la misma familia, sus cuerpos reaccionarán de distinta manera a la enfermedad, y los síntomas que padecerán podrán ser similares, pero no iguales. Hay que reconocer las particularidades de cada caso, tanto en frecuencia como en intensidad y ubicación. Supongamos una familia de tres miembros: el padre, la madre y una hija. El padre tiene 50 años trabaja en la construcción; la madre, de 47 años, trabaja como dependienta en una tienda, y la hija, de 20 años, es estudiante universitaria. El padre es el primero que enferma por un virus de la gripe y sus síntomas son cefalea congestiva, fiebre de instauración brusca, cara roja y caliente, sed intensa durante la fiebre, sudores muy profusos, tos seca y dolorosa, y temblores durante la fiebre. Los síntomas son de enfermedad gripal, pero apuntan, según la materia médica, al *Belladona*. La madre se contagia de su marido, y sus síntomas son cefalea congestiva, fiebre de instauración brusca, cara roja y caliente, sed intensa durante la fiebre, piel seca sin sudor febriles, tos seca y dolorosa y temblores durante la fiebre. Los síntomas son también de enfermedad gripal, pero estos apuntan al *Acotinum Napellus*. La hija se contagió de la madre y sus síntomas son cefalea congestiva, fiebre que cursa sin sed, dolor en los globos oculares, cansancio extremo, temblores durante la fiebre y sensación de que le arde la cara. Los síntomas son también de enfermedad gripal, pero estos apuntan, según la materia médica, al *Gelsemiun Semprevirens*.

Los síntomas del padre y de la madre son prácticamente iguales. Sólo se diferencian por un síntoma: el padre suda durante la fiebre y la madre no. En cambio, la hija se ha contagiado con la misma cepa gripal, pero sus síntomas son distintos y la medicación también lo tiene que ser. Tres miembros de una misma familia enferman de gripe, pero hay que dar a cada uno un medicamento distinto. Si queremos curar, debemos saber ver y escuchar. El paciente, por medio de los síntomas, nos indicará exactamente cuál es el medicamento que necesita y para reconocerlo hay que estudiar a la perfección la materia médica de los medicamentos.

No hay que basarse en la enfermedad, porque presuponemos los síntomas antes de escuchar del todo al paciente. Es decir, cuando un paciente entra en la consulta, no podemos determinar la enfermedad que padece por los primeros síntomas que nos cuenta, porque estos serán generales; lo que realmente nos indicará el tratamiento que lo curará son los síntomas particulares, los que son específicos en él. Si sólo tratamos los síntomas generales, no curaremos, simplemente aliviaremos. Cuando se individualizan los síntomas, se curan las enfermedades. Un buen homeópata, al igual que un buen médico, trabaja por y para el beneficio del enfermo. Hacer bien su trabajo significa la curación. Cuando a un paciente no le funciona un tratamiento, no es culpa de la homeopatía, es culpa del prescriptor.

10

¿Un homeópata tiene que ser un médico?

La respuesta es no. El médico es una figura con unos estudios que le capacita para diagnosticar, realizar intervenciones quirúrgicas y medicar. Los medicamentos que recetará son los que tienen un principio activo para tratar una enfermedad en concreto y se basará en unas pruebas clínicas mediante las cuales elaborará el diagnóstico. Para realizar esto ha estudiado la carrera de Medicina. El homeópata es un profesional que se capacita para tratar el estado de salud de los pacientes basándose exclusivamente en los síntomas de manera individualizada, teniendo en cuenta todos y cada uno de ellos, tengan relación o no con la enfermedad, y está capacitado para medicar. Los medicamentos que usará el homeópata son los que no tienen principio activo directo. Al estar dinamizados se elimina la toxicidad y solamente queda la esencia vibracional de la cepa original.

Cada profesional de la salud tiene realizados unos estudios y se basará en ellos para el beneficio de sus pacientes, pero el hecho de ser un profesional de la salud no le capacita a usar técnicas o tratamientos por los que no ha estudiado. Un médico, por el hecho de serlo, no está capacitado para medicar con homeopatía porque no ha estudiado para ello, al igual que no está capacitado para practicar la acupuntura. Lo mismo ocurre con el homeópata. El médico se basa en los medicamentos que están recogidos en el *Vademecum Internacional*, pero no en las materias médicas homeopáticas ni los repertorios. De la misma manera que el homeópata no está capacitado para operar o para recetar antibióticos ni antihistamínicos ni ningún otro medicamento que esté relacionado con la medicina alopática o convencional, porque no ha estudiado para ello.

El médico diagnostica la enfermedad del paciente, y una vez que la tiene identificada, medica. Si este paciente tiene bronquitis, le medicará para la bronquitis, pero esta medicación será la misma para todos los pacientes que padezcan bronquitis, sea cual sea su sintomatología, ya que la medicina medica teniendo en cuenta la enfermedad. El homeópata medica teniendo en cuenta los síntomas que produzca la bronquitis en ese paciente en particular. No hay sólo un medicamento homeopático para tratar la bronquitis, hay muchos, y recetará el que más se asemeje a los síntomas del paciente. No es lo mismo un paciente con tos convulsiva que se tenga que agarrar el pecho cuando tose, no presente fiebre y empeore a partir de las 18 horas, que un paciente que padezca tos seca irritante que le produzca náuseas y sensación de tener una espina en la garganta con fiebre y que empeore por la mañana al levantarse.

La manera de actuar del médico y del homeópata son distintas, aunque el fin sea el mismo: la curación del paciente. A lo largo de la historia ha habido innumerables homeópatas que no han sido médicos y que han aportado grandes beneficios a la salud. Entre los más ilustres encontramos a Semen Korsakov, que fue el precursor de las diluciones korsacovianas, que hoy en día todavía se utilizan en la farmacopea homeopática y que están expresadas con la letra K. Para facilitar la selección del medicamento mediante una clasificación general, Korsakov estudió y registró el modo de acción de las sustancias animales, vegetales, minerales y ácidos en diferentes partes del cuerpo. Su trabajo sigue usándose en la homeopatía actual. Uno de los medicamentos más conocidos en homeopatía y que está presente en prácticamente todas las farmacias del país es *Oscillococcinum*. Este es el nombre comercial, la cepa de este medicamento es *Anas Barbarie* 200K, es decir la potencia 200 en diluciones korsacovianas.

Benoît Jules Mure fue uno de los primeros precursores en la elaboración de máquinas para dinamizar las cepas homeopáticas. También era llamado el apóstol homeopático por haber fundado más de cien dispensarios homeopáticos por el mundo. Benoît tenía una constitución muy endeble y por aquella época tenía una gran predisposición para contraer tuberculosis pulmonar. Fue tratado por muchos médicos, pero los tratamientos de la época empeoraron sustancialmente su estado de salud. En 1833 tomó contacto con uno de los introductores de la homeopatía francesa, el conde Sebastien des Guidi, con el que consiguió una espectacular mejoría. A partir de ese momento, estudió homeopatía en Nápoles y más tarde en Palermo, donde abrió un consultorio que más tarde se convertiría en la Academia Real de Medicina Homeopática.

Se opuso a la medicina oficial e instruyó en la homeopatía a médicos, los cuales veían los grandes resultados que Benoît tenía en la consulta con sus pacientes, que parecían curarse de una forma mucho más rápida que con los medicamentos de la época. Viajó por todo el mundo, tratando a pacientes y formando en homeopatía. En 1842 abrió un instituto de homeopatía en Brasil, cosa que el gobierno y el colectivo médico intentaron evitar por todos los medios, pero la población hizo presión para que se pudiera seguir enseñando homeopatía tanto a médicos como a no médicos. Benoît Jules Mure escribió varios libros, entre ellos *La homeopatía pura*, donde se imparten conocimientos básicos para la curación de enfermedades mediante la homeopatía. También *El médico, homeópata de sí mismo*, donde incluye los conocimientos para realizar preparaciones con diluciones homeopáticas y tratamientos de numerosas patologías.

Actualmente, uno de los homeópatas mas reconocidos es George Vithoulkas. Nació en 1932 en Atenas y curso los estudios de ingeniería. Empezó a estudiar homeopatía en 1960 en Sudáfrica y continuó su formación en varias universidades homeopáticas por la India. Su enorme contribución a la homeopatía, tanto en su estudio como en su enseñanza, ha ayudado a introducir la homeopatía clásica unicista en Europa y en Estado Unidos. En 1967 empezó a enseñar homeopatía clásica a médicos en Atenas; estas enseñanzas eran prácticamente desconocidas allí, pero sus claras explicaciones le permitieron desarrollar sus enseñanzas. En 1974 obtuvo un reconocimiento por la trayectoria de su trabajo por la Liga Medicorum Homeopathica Internationalis (LMHI), Sociedad de Medicina Homeopática Internacional en Washington DC. En 1989 fue galardonado en Barcelona durante el Congreso Internacional de la Liga Medicorum Homeopathica Internationalis (LHMI) con una medalla de oro. En 1996 recibió el Right Livelihood Award, conocido como el Premio Nobel Alternativo, en el Parlamento de Suecia por sus incansables esfuerzos para ajustar la homeopatía a los estándares de la ciencia. En 1999 fue nombrado profesor colaborador en la Facultad de Medicina de la Universidad Vasca. Durante el año 2000 recibió la Medalla de Oro de la Democracia Húngara de manos del presidente de la Democrazy en el Parlamento húngaro por sus esfuerzos para educar a médicos y homeópatas de todo el mundo en homeopatía clásica. Fue nominado como profesor completo de homeopatía en la Academia Médica de Kiev. Fue galardonado en la India con una medalla de oro como Homeópata del Milenio por el ministro de Salud del Gobierno Central de la India; por la más antigua Asociación de Homeopatía Médica de Estados Unidos en Washington DC por su contribución a la homeopatía; y por la Academia Médica de Kiev, que le nombró doctor *honoris causa*. Además, tiene una gran cantidad de libros publicados, muchos de los cuales son un referente actual para el estudio y el tratamiento con medicamentos homeopáticos. El estudio continuado y la perseverancia le han llevado a ser un referente a nivel mundial en homeopatía sin ser médico.

11

Cuando la medicina convencional apuesta por la homeopatía

Hemos dicho ya que el médico homeópata debe aprender a escuchar los síntomas sin perjuicios, dudas ni lagunas, con convicción y teniendo en cuenta, para el diagnóstico de cualquier enfermedad, todos los síntomas, sean psíquicos, físicos o emocionales, que el organismo presente, aunque su formación le indique que algunos de esos síntomas no tienen nada que ver con la enfermedad. En el cuerpo humano todo esta conectado y por eso todos los síntomas tienen relación con la falta de salud del paciente enfermo.

Grandes médicos han sido homeópatas y han realizado importantes aportaciones en el tratamiento y diagnóstico mediante los principios de la homeopatía, entre ellos cabe mencionar a los doctores Constantino Hering, doctor Anastasio García López, doctor James Tyler Kent, doctor Miguel Balari Costa, doctor Henri Bernard, doctor Proceso Sánchez Ortega. En la actualidad destaca un pediatra autor de varios libros sobre homeopatía pediátrica, el doctor Didier Grandgeorge. Todos ellos han contribuido al estudio y desarrollo de la materia médica. Siendo médicos y homeópatas, han conseguido utilizar su potencial en beneficio de los enfermos.

Uno de los más grandes homeópatas al que le debemos el inestimable repertorio de Kent fue el doctor James Tyler Kent. Era uno de esos médicos que creía que la homeopatía eran un compendio de paparruchadas. Era un hombre muy recto y estudioso, que se convirtió en profesor de anatomía de la Universidad Americana de San Luis. Y aunque era, prácticamente inexpresivo y aparentaba una carencia total de sentimientos, tenía una gran debilidad por su esposa, que durante mucho tiempo estuvo aquejada de una enfermedad. Cada vez que empeoraba, Kent se sentía profundamente afectado y consultaba tanto sus libros como a sus colegas para poder encontrar una cura para su amada esposa, que padecía una enfermedad que cursaba con astenia, debilidad, insomnio persistente y anemia y la obligaba a permanecer en cama durante meses sin poder prácticamente incorporarse. Fue visitada por las más importantes eminencias médicas, catedráticos y especialistas de todo el país, pero ninguno consiguió ayudarla. Su esposa le pidió que trajera a un médico homeópata bastante mayor del cual hacía tiempo que le habían hablado porque obtenía resultados espectaculares. A Kent no le hizo mucha gracia le petición de su esposa (¡cómo podría saber más ese hombre que las eminencias médicas que la habían tratado!), pero tras la insistencia de ella, accedió a regañadientes para que viniera a visitarla, aunque con la condición de que él debía estar presente durante la consulta.

El homeópata, el doctor Phelan, llegó a la casa de los Kent y dedicó más de una hora a la visita, haciéndole unas preguntas aparentemente bastante tontas a su esposa, algo que a Kent le parecía tan poco relacionado con la enfermedad que padecía su esposa que no podía evitar desternillarse detrás de sus bigotes de manera burlesca. Preguntaba cosas tan estúpidas como su condición mental, sus temores, sus deseos y aversiones alimentarias, también le preguntó sobre sus indisposiciones, sus reacciones con el frío, con las inclemencias meteorológicas... Al final le pidió al doctor Kent que le trajera un vaso de agua, a lo que él accedió, no le extrañaba que tuviera sed con tanta verborrea. Pero cuando se lo llevó vio que el doctor Phelan ponía unos diminutos glóbulos en el agua y le indicaba a su esposa que tomara una cucharadita de café de esa agua cada dos horas hasta que se durmiera. Menuda tontería, pensó Kent, su esposa no consiguió cerrar los ojos durante semanas pese a toda la medicación administrada, y ahora venía ese hombre con un vaso de agua y unos pequeños glóbulos y pretendía hacerle creer que conseguiría que su esposa durmiese. Kent concluyó que el doctor Phelan no era más que un charlatán y un impostor y lo acompañó a la puerta de salida de manera poco cortés.

Después de aquello, Kent se retiró a su despacho, en la habitación contigua a la de su esposa para preparar una de sus conferencias. Como tenía tanta devoción por su mujer y no quería hacerla sentir mal, fue dos horas más tarde para darle su pequeña cucharadita de aquella agua, lo que su esposa le agradeció. Después volvió a su estudio para continuar con su trabajo. Kent estaba tan absorto con su preparación y sus estudios que se le pasó el tiempo y, cuando se dio cuenta, ya habían pasado cuatro horas desde la última toma. Cuando entró en la habitación de su esposa, se quedó totalmente petrificado al verla durmiendo profunda y placenteramente. No se lo podía creer, era imposible, no había sucedido desde hacía mucho tiempo, a pesar de las muchas medicinas cuidadosamente administradas por sus colegas. El anciano homeópata regresó todas las semanas y lentamente la paciente fue mejorando hasta el punto de poder levantarse de la cama y finalmente, al cabo de un tiempo, recuperarse completamente.

Lo que no había conseguido ningún médico, catedrático, especialista, ni el propio Kent con sus medicinas, lo consiguió un homeópata de manera inmediata y tranquila. Kent se sintió profundamente impresionado y, como era un hombre recto y muy honesto, se sintió obligado a disculparse ante el doctor Phelan, confesándole su escepticismo y su falta de confianza en el tratamiento que le administró a su esposa. La pronta recuperación de su mujer, despertó su curiosidad sobre qué eran aquellos pequeños glóbulos disueltos en agua; esa mejora que había visto y seguido cada día no podía haber sido fruto de la casualidad.

Fue tal el impacto que le causó la curación de su esposa con la homeopatía que decidió estudiar en profundidad esta terapia bajo la guía del homeópata Phelan. Estudió a Hahnemann y su fundamental trabajo para el entendimiento de la curación y el tratamiento mediante la homeopatía. Estudió día y noche todo lo que llegaba a sus manos relacionado con esta terapia, hasta entonces desconocida para él. En años sucesivos estudió y pasó noches en vela dedicándose en cuerpo y alma a la homeopatía, convirtiéndola en su única práctica médica. Gracias a Kent, se desarrolló uno de los repertorios más completos de la historia de la homeopatía, y además este médico escribió libros imprescindibles para el conocimiento de esta rama terapéutica.

El estudio y la dedicación son los elementos necesarios para llevar a cabo cualquier disciplina, cuando esta es la médica con más motivo, pero nunca se debe negar algo que se desconoce o que no se sabe como actúa. La homeopatía se está utilizando desde hace más de 200 años, y durante este tiempo tanto médicos como homeópatas han usado sus propiedades para la curación.

12

Los beneficios de la homeopatía en niños

Los niños son los grandes beneficiarios de la homeopatía, ya que se pueden medicar para diferentes enfermedades sin el riesgo de padecer efectos secundarios ni complicaciones. El sistema inmunológico de los niños y los bebés es tan complejo como el de los adultos, pero al igual que las experiencias vividas nos dan conocimiento, el padecer enfermedades nos fortalece el sistema inmunológico. Nuestro cerebro recuerda las imágenes, las personas y las experiencias que vivimos día a día y las compara constantemente en la vida diaria para saber cómo actuar en cada momento. Nuestra reacción no es la misma cuando vemos a nuestra pareja que cuando vemos a nuestros hijos, tampoco es la misma cuando vemos a un amigo que cuando vemos a nuestro jefe. Todo va relacionado con las experiencias y las emociones que hemos tenido en cada momento.

Algo parecido ocurre con el sistema inmunológico. Cuando nacemos nuestro sistema inmunológico no conoce todavía los virus, las bacterias, los hongos... que van a atacar el pequeño cuerpo del bebé. Desde el mismo momento del nacimiento, miles de millones de microorganismos invaden la piel y las vías respiratorias del pequeño. Gracias a la leche materna, el bebé adquiere anticuerpos del sistema inmunológico de la madre, lo que le ayuda a activar sus sistemas de defensa.

La primera vez que un virus entra en el organismo de un bebé, prácticamente no encuentra ninguna barrera que impida su proliferación, no lo reconoce. Cuando el sistema entiende que es un elemento dañino, se activa y lo continuará haciendo cada vez que lo reconozca para eliminarlo. A partir de ese momento cada vez que un virus del mismo tipo entre en el organismo su reacción será más rápida, puesto que ya lo ha reconocido.

Los medicamentos homeopáticos estimulan la respuesta del sistema inmunológico del bebé, ya que la capacidad de respuesta es esencial para neutralizar lo antes posible los agentes patógenos que entran en el organismo propiciando una rápida curación.

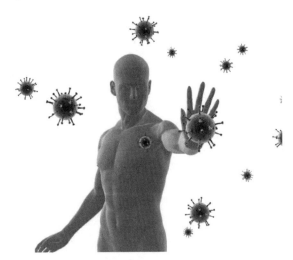

Los sistemas más propensos a sufrir ataques en los bebés y los niños son el sistema digestivo y el respiratorio, pues son una entrada directa del mundo exterior al interior del cuerpo. Los tratamientos con medicamentos homeopáticos son tan efectivos que en algunos países son la primera opción para tratar a bebés. La función de los medicamentos homeopáticos no es eliminar los síntomas, es de ayudar al cuerpo a defenderse y curarse por sí mismo. La capacidad de regeneración y de curación del cuerpo es extraordinaria, de no ser así la raza humana no hubiera pasado de la prehistoria. Si el ser humano ha evolucionado, no es por los medicamentos, si no por su capacidad de autocuración.

Cuando un bebé tiene una infección bacteriana de las vías respiratorias, hay que administrar antibióticos. Naturalmente, siempre hay que dar el tratamiento más apropiado, el problema es que a veces las afecciones respiratorias son producidas por virus y en algunos casos se abusa de los antibióticos, que atacan a las bacterias, pero no actúan sobre los virus.

La mejor manera de prevenir una enfermedad es evitar padecerla. Si nuestro sistema está bien y es activo, muchas de las enfermedades se evitarán, porque seremos capaces de neutralizarlas antes de que los virus o las bacterias superen las barreras defensivas. Un niño sano también se enferma, pero su sistema inmune es capaz de restablecer rápidamente el estado de salud; cuanto más madura su sistema inmune, menos enfermará. Cuando un niño enferma de manera recurrente, es porque su sistema no tiene suficiente fuerza para actuar; por eso, cuando contrae enfermedades de forma muy seguida, se dice que es un niño delicado. Los medicamentos homeopáticos son una ayuda y un estimulo para que el organismo aprenda a curarse.

13

Los beneficios de la homeopatía en animales

El uso de homeopatía para la curación de animales sigue las mismas reglas que para la curación humana. El veterinario homeópata deberá ser capaz de averiguar los síntomas individuales del animal enfermo y, sobre esta base, determinar cuál es el medicamento homeopático más similar.

En tratamientos veterinarios, la homeopatía ha obtenido excelentes resultados. Gracias a ello, se ha podido demostrar sin ningún género de dudas que la homeopatía no actúa por la sugestión del enfermo, ya que la sugestión es un poder exclusivamente humano. No es posible sugestionar a un perro, un gato o una vaca. Si el tratamiento funciona, el animal se curará y, si no funciona, empeorará.

El origen de la veterinaria está ligado al de la civilización; desde el momento en que el hombre empieza a domesticar animales se ve obligado a solucionar sus problemas sanitarios, reproductivos y alimentarios.

En Oriente Medio, gracias a los animales, las tribus nómadas pudieron asentarse en ciudades permanentes. Con la domesticación de animales tenían los recursos cerca sin necesidad de tener que viajar cientos de kilómetros para buscarlos. Esto les obligó a tener un cuidado especial por sus animales domésticos, por lo que empezaron a estudiar sus problemas y dolencias con el objetivo de tenerlos siempre en un estado óptimo para su consumo. Fue el principio de la medicina veterinaria.

No fue hasta la época de Samuel Hahnemann cuando se empezó a practicar la homeopatía veterinaria. De hecho, fue el mismo Hahnemann quien a finales del siglo XVIII empezó a tratar animales con medicamentos homeopáticos. Uno de los primeros animales tratados fue su propio caballo, que estaba afectado de una enfermedad que en la época era bastante rara y que hoy es conocida como uveítis recurrente equina. Esta enfermedad fue tratada y curada con éxito con *Natrum Muriaticum*. Desde ese momento, la homeopatía veterinaria no ha dejado de desarrollarse, a pesar de la dificultad para conocer con claridad los síntomas que padecen los animales.

En la actualidad tenemos un referente en lo que se refiere a la veterinaria homeopática con el veterinario Flavio Briones Silva, quien ha constituido un repertorio muy especializado en la homeopatía aplicada a los animales, donde pone especial hincapié a los síntomas psicológicos como miedos, estados de ansiedad, tristeza o depresión.

La obtención de los síntomas característicos de un animal enfermo es uno de los puntos más difíciles en la veterinaria homeopática, puesto que es fácil ver los síntomas físicos, pero es muy complicado determinar los síntomas mentales y las modalidades de los propios síntomas. Hahnemann aseguraba que la principal ventaja a la hora de diagnosticar a los animales es que, a diferencia de los humanos, no conocen la tergiversación, no ocultan dolores, ni sus sentimientos; el animal siempre se muestra como es y no intenta disimular. A pesar de lo dicho, el veterinario deberá sortear uno de los principales impedimentos:

el de la comunicación. Hay que explorar al animal, pero es necesario interrogar también al propietario, que sabe mejor que nadie cómo se encuentra su mascota, incluyendo su estado anímico, sus miedos y su comportamiento en general. En los animales domésticos es muy importante buscar factores desencadenantes de las enfermedades, pues un animal doméstico adapta muchos de los comportamientos de su dueño: juguetón, alegre, triste, agresivo...

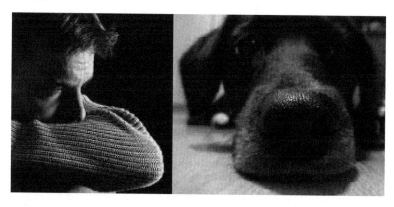

Para la obtención del medicamento adecuado para tratar al animal, se usará el mismo sistema que en los humanos, mediante la similitud de los síntomas. Cuanto más coincidan los síntomas del animal con el medicamento seleccionado, más rápida será la curación. Algunos de los casos que han sido tratados por un veterinario homeopático terminan en la consulta de un homeópata, pero esta vez para tratar al dueño. Esto puede parecer un poco extraño, pero la mayoría de las enfermedades de los animales domésticos son producidas por las reacciones de sus dueños: los animales, sean domésticos o no, perciben todo de su alrededor. Se ha dicho que huelen el miedo y es cierto. Un perro, por ejemplo, sabe si la persona que está a su lado tiene miedo o se asusta y actúa dependiendo de lo que sienta. Los animales adquieren el perfil de sus dueños cuando son animales domésticos y el perfil de la manada si son salvajes. Si una persona tiene un perfil depresivo, su mascota terminará por adaptarse a ese perfil, y mostrará un estado de apatía, cansancio, tristeza, reclusión... porque es lo que absorbe de su dueño. Para una curación total del animal, también tendrá que tratarse la depresión de su propietario: una vez curada la depresión, los miedos o los estados de ansiedad del dueño y medicando adecuadamente a su mascota, se podrá decir que hay una curación completa. Por eso muchos veterinarios homeópatas se ponen en contacto con nosotros, los homeópatas, para realizar tratamientos combinados. De esta manera ganará en calidad de vida tanto la mascota como el propietario.

14

¿Qué trastornos psicológicos puede tratar la homeopatía?

La homeopatía es una gran alternativa en la medicación de los trastornos psicológicos. La psicología es una rama que está apartada de la medicina, aunque su labor es de vital importancia. El psicólogo sólo puede exteriorizar los trastornos del paciente verbalizándolo. En algunos casos el problema está tan arraigado que las personas necesitan una ayuda que desencadene la salida de sentimientos anclados en su subconsciente, y la medicación homeopática puede ayudar en este sentido; por eso el trabajo conjunto de los psicólogos y los homeópatas es útil para la curación de los trastornos psicológicos. Mientras el psicólogo ahonda en los entresijos del subconsciente del paciente la medicación homeopática libera la acumulación que ha interiorizado con el paso de los años: ira, miedos, penas, duelos, desengaños... Esta acumulación, en ocasiones, acaba desencadenando estados de ansiedad o depresión. Liberándolos conseguiremos la curación del paciente.

La depresión es otro de los grandes trastornos de la sociedad moderna; puede ser grave y sus consecuencias pueden llegar a ser fatales. Hay dos tipos de depresión: la exógena (que es la que es provocada por causas externas) y la endógena (que es la provocada por causas internas).

Muchas veces la depresión es la consecuencia de una acumulación de problemas exógenos que acaban por hacer pensar al paciente que no hay salida por ningún sitio. Cuando no se trata correctamente la depresión, esta acumulación de problemas exógenos acaba por convertirse en un problema endógeno, de manera que, aunque eliminemos las causas externas que provocan la depresión del paciente, este seguirá deprimido, porque su depresión está dentro de sí mismo y no será suficiente con apartarle de los desencadenantes externos, también tendrán que ser tratados sus desencadenantes internos. Los medicamentos homeopáticos han demostrado a lo largo de los años que mejoran el paciente depresivo sin tener que administrarle medicamentos que limitan su personalidad. Por eso es tan importante el perfil correcto, porque el perfil no es sobre la depresión, sino sobre el paciente.

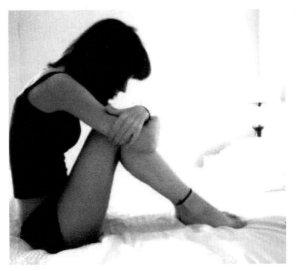

Casos de ansiedad, estrés, trastorno obsesivo compulsivo (TOC), neurosis, fobias, miedos, etc., son algunos de los trastornos que se pueden tratar con medicamentos homeopáticos. Recordemos que no hay un tratamiento estandarizado, ya que la homeopatía trata al paciente de forma individual y holística; es decir; teniendo en cuenta todos los síntomas. Homeopáticamente se realizan perfiles del paciente no sólo con los síntomas mentales, sino con el carácter, manera de ser, gustos y aversiones, carencias, miedos... El perfil sirve para buscar el medicamento más adecuado para un paciente en particular; nunca se administra la misma medicación a dos pacientes que sufran de ansiedad, porque los perfiles son distintos. Puede ser que nos encontremos con dos perfiles parecidos, pero es casi imposible que encontremos dos perfiles idénticos.

Las diluciones de los medicamentos homeopáticos son importantes para administrar correctamente los tratamientos. En capítulos anteriores ya hemos hecho mención a las diferentes diluciones: cuanto más alta es la dilución, más profundamente llegará el medicamento. Se consideran potencias mentales a partir de la dilución 200CH. Cuando se realiza un buen estudio del perfil, se pueden conseguir grandes resultados, incluso en enfermedades tan graves como la esquizofrenia, los delirios, las depresiones... Las materias médicas homeopáticas dan una gran importancia a los síntomas mentales, que en muchos casos son más relevantes que los físicos, ya que estos son muy generales. En cambio, los síntomas mentales son mucho más particulares. Hay muchos síntomas que se consideran particulares, como la agresividad, el miedo o el temor tanto a la muerte como a la enfermedad. El estudio de la materia médica nos da el perfil del paciente: la similitud de los síntomas del paciente con la materia médica del medicamento es esencial para que el tratamiento sea más rápido y eficaz. La mente es lo que rige nuestro cuerpo, una mente fuerte y activa favorece una buena salud en el plano físico. Cuando la mente está débil, el plano físico se resiente y se instaura la enfermedad.

15

¿Qué significa el número seguido de CH que hay en los medicamentos homeopáticos?

Todos los medicamentos homeopáticos están dinamizados en distintas diluciones y hay varios sistemas para realizar esas dinamizaciones. Una de las más conocidas y más usadas son las CH. La C significa «centesimales» y la H es de «Hahnemann»; es decir, las CH son centesimales de Hahnemann, y significan que la dilución se ha realizado en 1:100, o sea una parte de medicamento por 100 partes de solución acuosa. El número que precede la CH es la cantidad de veces que se ha dinamizado el medicamento, por lo que tendremos que un 1CH de Árnica, se ha dinamizado una vez y un 9CH de Árnica se ha dinamizado nueve veces. A este número le denominaremos potencia, por lo que si se receta Árnica 9CH, será Árnica a la potencia nueve.

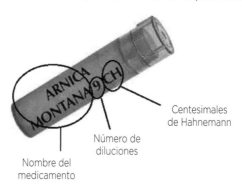

Centesimales
de Hahnemann

Número de
diluciones

Nombre del
medicamento

Aunque este número pueda parecer pequeño, en realidad estamos hablando de diluciones astronómicas; es decir, si 1CH es una parte entre 100, la 2CH es una parte entre 10.000. Por consiguiente, la potencia 6CH seria una parte entre 1.000.000.000.000. Paradójicamente a lo que ocurre en la medicina alopática, cuanto más alto es el número, más diluido está el medicamento pero mucho más potente y profundo es, por lo que una dilución 200CH ya actúa directamente sobre el perfil psicológico y el subconsciente. Los homeópatas catalogamos las diluciones como bajas, medias, altas o muy altas.

Las potencias bajas son las que van de la tintura madre hasta 9CH. Estas diluciones se administran particularmente en casos de enfermedades agudas de poca gravedad como, por ejemplo, la rinorrea, resfriados, tos pasajera... En el segundo grupo tenemos las diluciones medias que van de la 12CH hasta la 30CH. Estas diluciones se administran cuando el paciente está demasiado tiempo con un síntoma pasajero y no consigue curarlo. Por ejemplo, un resfriado común tiene una evolución de una semana, así que, si dos semanas después los síntomas perduran, se administran las diluciones medias. Las diluciones altas son a partir de la 30CH hasta la 1.000CH y se administran para enfermedades crónicas, como pueden ser asma, bronquitis de repetición, sinusitis, colon irritable... Estas potencias son las que más se recetan para enfermedades de más de seis meses de evolución, cuando son de repetición, y en estas diluciones ya se tratan trastornos psicológicos, normalmente mas ligados a trastornos de ansiedad y emocionales, como miedos, nerviosismo, temperamentos, etc. Las potencias muy altas son a partir de la 1.000CH hasta la 100.000CH. Lo cierto es que potencias por encima de la 10.000CH no se suelen utilizar a no ser que sea para casos excepcionales. Las potencias muy altas se administran siempre para trastornos psicológicos, como depresiones, alteraciones de conducta, TOC (trastorno obsesivo compulsivo), TDAH (trastorno de déficit de atención con hiperactividad), etc. Es muy importante realizar un buen perfil del paciente, ya que un buen diagnóstico es clave para dar con la medicación correcta y conseguir la curación.

Con menos frecuencia se utilizan otras formas de dilución que son distintas en la forma de elaborarse, pero que han demostrado una gran eficacia. Estas son las diluciones korsacovianas, que se muestran con la letra K y el número de dilución precedente, por ejemplo: 1.000K. El número sigue mostrando la cantidad de veces que se ha dinamizado el producto. Este sistema de dinamización también es conocido como de frasco único. Las diluciones korsacovianas suelen utilizar potencias muy altas. Es tan importante la elección del medicamento adecuado como la elección de la potencia correcta, ya que, aunque el medicamento sea el correcto, si la dilución no lo es, la curación no será total; el paciente podrá tener una mejoría, pero no se podrá hablar de curación.

La experiencia del homeópata es fundamental para elegir la dilución correcta. La elección del medicamento está basada en el estudio de la materia médica y de los síntomas del paciente, pero para la elección de la potencia correcta se necesita experiencia para detectar la profundidad de la enfermedad. No siempre una enfermedad que a simple vista puede parecer de carácter agudo hay que medicarla con una potencia baja, porque puede ser consecuencia de una enfermedad anterior más cronificada. Por eso la importancia de una buena toma del caso: si el perfil del paciente lo hacemos bien, su restablecimiento será mucho rápido.

16 ¿Se puede medicar conjuntamente con medicamentos homeopáticos y convencionales?

Sí, es perfectamente compatible, además es conveniente mantener un tratamiento simultáneo con ambos medicamentos hasta la regulación de la enfermedad. El principal problema de tomar varios medicamentos convencionales simultáneos es la interacción que pueden producir entre ellos. Una interacción es cuando un medicamento o una sustancia anula, incrementa o disminuye el efecto de otro. Por ejemplo, el alcohol interactúa con los betabloqueadores, que son medicamentos específicos para el tratamiento de la hipertensión arterial. Los medicamentos homeopáticos no producen interacciones con los medicamentos convencionales, porque los medicamentos homeopáticos actúan sobre el sistema inmunológico mientras que los medicamentos convencionales lo hacen sobre el sistema endocrino.

Estos últimos no deben suprimirse para administrar en su lugar medicamentos homeopáticos, deben coexistir hasta que la mejoría del paciente permita la suspensión paulatina del medicamento más tóxico, siguiendo con el medicamento homeopático hasta la curación total. Al igual que el homeópata no está cualificado para recetar medicamentos convencionales, tampoco está cualificado para retirarlos. Un medicamento debe ser retirado por el profesional que lo ha recetado. El homeópata puede aumentar, disminuir, retirar o cambiar un medicamento homeopático para tratar una enfermedad, pero no puede ni debe retirar otro medicamento que no sea homeopático.

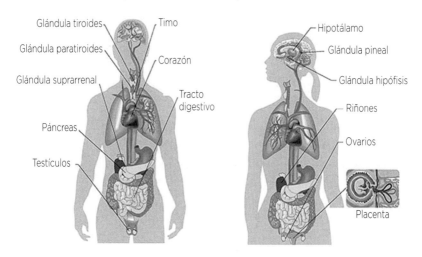

Sistema endocrino

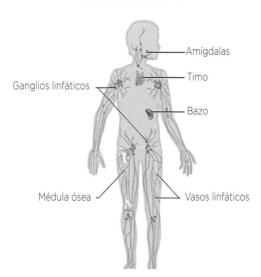

Sistema inmunológico

La medicación se administra para curar al paciente. Para preservar su salud se deben utilizar todos los medios necesarios, sean alopáticos u homeopáticos. Una vez que el paciente esté fuera de peligro, los medicamentos homeopáticos regularán el organismo reforzando el sistema inmunológico para neutralizar la enfermedad, restableciendo rápidamente la salud del paciente y, si vuelve a enfermar, las consecuencias no perduren, obteniendo una pronta recuperación.

En algunas enfermedades no se podrán eliminar por completo los medicamentos convencionales como, por ejemplo, en el caso de la diabetes, donde se tendrá que administrar insulina. En este caso, el medicamento homeopático se utilizará como coadyuvante con el fin de mejorar la calidad de vida y reducir problemas asociados con la diabetes mejorando la circulación arterial y venosa, previniendo de este modo consecuencias como la ceguera o el pie diabético.

El objetivo de la medicina es la curación, por lo que hay que tener una mente abierta y utilizar los recursos que nos proporciona la tecnología. La homeopatía, aunque conserva los principios esenciales, también ha evolucionado gracias a las nuevas tecnologías. Todo beneficio para la salud ha de ser aceptado y promovido; de no ser así, todavía seguiríamos tratando las enfermedades con sangrías o con sanguijuelas.

17 ¿Qué factores determinan un correcto perfil homeopático?

Cada ser humano tiene unos rasgos individuales, definidos y diferentes a los de los demás que lo convierten en un ser único. Una parte es heredada genéticamente y otra creada por los acontecimientos y las experiencias vividas. El perfil nos ayudará a conocer la constitución del paciente, las zonas u órganos con más debilidad y a reforzar su sistema en caso de enfermedad. Se obtiene principalmente con síntomas mentales, tales como sensaciones, miedos...

Algo que está presente siempre en un perfil, aunque la persona no lo sepa o no lo quiera aceptar, es el miedo. El miedo es necesario para vivir, los seres humanos, así como el resto de animales, incluidos los insectos, necesitan el miedo como sistema de autoprotección. Si no tuviésemos miedo a morir o al dolor, andaríamos por la cuerda floja entre dos edificios o entraríamos en la jaula de un tigre para jugar con él. No lo hacemos por el miedo de caernos o de morir. Los insectos también tienen miedo; cuando tocamos una hormiga, sale corriendo y lo hace como un impulso de protección. Cuando no podemos controlar el miedo, es cuando se convierte en un síntoma particular. Este es un signo que hay que tener muy en cuenta para elaborar un perfil. Hay que profundizar en esos miedos y sus modalidades, que pueden degenerar hasta convertirse en fobias. Hay miedo a las tormentas, la muerte, las enfermedades, la soledad, los perros, las multitudes, los lugares cerrados, los lugares abiertos, ciertos tipos de animales o insectos, la oscuridad, la noche, lo desconocido... Hay muchísimas cosas que pueden producir miedo, y ese miedo puede causar pánico, ansiedad, histeria, taquicardia, etc., entre otras cosas. Pero solamente con los miedos no podemos elaborar un perfil, aunque sí que empezamos a estrechar el cerco.

Otro punto que hay que tener muy en cuenta es la constitución física del paciente: es alto, bajo, rubio, moreno, pelirrojo, delgado o grueso, de piel arrugada... Aunque a simple vista puedan parecer irrelevantes, estos son datos importantes para elaborar un perfil, puesto que nos da pistas de la tendencia y predisposición a padecer diferentes enfermedades. Las personas pelirrojas, por ejemplo, tienen una mutación en el gen MC1N y las posibilidades de padecer Parkinson son un 50% mayores que en pacientes rubios o morenos, también tienen un 20% más de posibilidades de contraer otras enfermedades relacionadas con la piel, como el melanoma. Los pelirrojos padecen más los cambios de temperatura, tanto del frío como del calor, por lo que son más propensos a los resfriados durante todo el año.

Por su parte, las personas que son más altas que la media tienen más posibilidades de padecer desgastes de los discos intervertebrales y sufrir hernias discales. Y los que son más bajos que la media tienen tendencia a padecer artropatías y desgastes en los cartílagos. El color de la piel también determina: las personas negras son más propensas al asma, la diabetes y la anemia falciforme, mientras que en las blancas hay más tendencia a padecer rubeola o sarampión. Los pacientes con los ojos claros tienen más facilidad para padecer trastornos del sistema linfático, lo que retrasa la eliminación de toxinas. Asimismo, también tienen tendencia a sufrir inflamaciones y reacciones alérgicas, mientras que los pacientes con los ojos oscuros padecen más enfermedades vasculares, trastornos glandulares y enfermedades de tipo nervioso.

El carácter es otro de los pilares fundamentales en el individuo, ya que sus actos giran alrededor de ello. Una parte del carácter es heredado de nuestros padres y otra parte es consecuencia de las situaciones vividas. Hay caracteres alegres, sumisos, dictatoriales, agresivos, optimistas, pesimistas, nerviosos... También hay mezcla de varios caracteres; por ejemplo, puede ser sumiso-pesimista o agresivo-dictatorial o nervioso-optimista.

También en el carácter hay modalidades; por ejemplo, alguien puede ser dictatorial con los que están a su cargo y sumiso con los que están por encima de él; agresivo con su propia familia y alegre-optimista con la gente de la calle... Es muy importante saber sacar el carácter del paciente, porque normalmente se tiende a no reconocer las cosas que no nos gustan de nosotros mismos.

Ya tenemos un principio de perfil: sabemos los miedos, la constitución física y el carácter del paciente. Con estos datos ya se puede elaborar un perfil básico, pero se necesitan más datos para poder realizar un perfil completo. Básicamente, un perfil es el conjunto de características de un individuo. Es su personalidad. Un perfil es muy importante cuando se produce una enfermedad, ya que es mucho más sencillo tratarla.

También el perfil sirve para tener el medicamento de terreno; es decir, su medicamento constitucional, que contempla todas las características de su personalidad y que será el medicamento base ante cualquier enfermedad. Después se administrará el medicamento que sea más similar a los síntomas que presente la enfermedad en particular.

A veces el carácter y la personalidad la vamos cambiando por las circunstancias de la vida y nos creamos una coraza que impide que veamos en el interior. Esto produce una alteración que no se ve a corto plazo, pero a largo plazo produce alteraciones que pueden ser tanto físicas como psicológicas. En ocasiones, esta modificación de la personalidad se desarrolla como un sistema de autoprotección, para agradar a los demás o para que no nos afecten circunstancias que no nos son agradables. La función principal del perfil es la de descubrir la verdadera personalidad del paciente; este es el primer paso para conseguir su curación mental y física.

18 ¿Los medicamentos homeopáticos producen adicción?

La respuesta es no. Una adicción es una dependencia o necesidad hacia una sustancia, actividad o relación debido a la satisfacción que esta produce. Para que un medicamento cause adicción, debe estimular el sistema hormonal y que este genere una necesidad de reacción. Los medicamentos como los analgésicos opiáceos, somníferos o ansiolíticos, entre otros, producen una adicción inducida por el propio organismo, por el hecho de la recompensa que ello le genera.

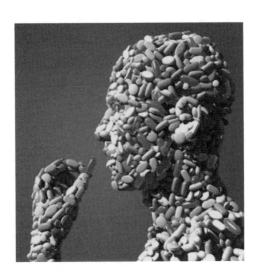

Cuando un paciente sufre dolor crónico, se le administran analgésicos para paliarlo. Entre ellos están los derivados de la morfina, que es un opiáceo que se utiliza para calmar el dolor bloqueando los receptores del dolor en el sistema nervioso central y estimulando la liberación de endorfinas, lo que produce una sensación placentera y de relativa euforia. Pero realmente la morfina no cura el dolor, ya que cuando se deja de administrar el paciente siente el mismo dolor que antes. Cuando la morfina es administrada durante periodos relativamente largos de tiempo, el organismo encuentra un placer del que no quiere privarse. Cuando se le es retirado, el cerebro reclama la sensación de bienestar y si no la recibe se desencadena el síndrome de abstinencia.

MEDICAMENTOS BIORREGULADORES

Los medicamentos homeopáticos no pueden producir adicción porque no generan ni destruyen enzimas, ni bloquean los receptores del sistema nervioso central, sino que lo regulan, de esta manera el organismo puede eliminar la sensación de dolor sin que tenga la necesidad de una medicación constante para llegar a ello. La propia regulación del sistema nervioso central y los nociceptores produce la regulación del organismo.

Nuestro cerebro es muy comodón y, cuando administramos sustancias que él debería sintetizar, deja de fabricarlas y se crea una dependencia, que es otra forma de adicción, aunque diferente a cuando tomamos una sustancia que nos produce satisfacción. Cuando un paciente padece de insomnio y se le administran somníferos, estos relajan el sistema nervioso central e inducen el sueño, pero esto no quiere decir que el paciente descanse, sino que duerme y experimenta una sensación de bienestar. Pero cuando el paciente deja de tomar el somnífero, deja de dormir, lo que le produce una sensación de agobio, y la incapacidad de dormir hace aumentar el cansancio. La única manera de poder seguir con el día a día es tomando los somníferos, de forma que se mete en un bucle del que cuesta salir.

En este caso, los medicamentos homeopáticos se administran no para que el paciente pueda dormir o para que le relaje el sistema nervioso central, sino para regular las alteraciones que le produce el insomnio, que en algunas ocasiones puede ser físico y en otras psicológico, pero al no producir hormonas externas ni inducir el sueño no se origina ningún tipo de adicción.

La homeopatía no elimina los síntomas, sino que los utiliza para encontrar el problema principal que causa la enfermedad. Cuando encontremos, mediquemos y regulemos el problema, los síntomas se eliminarán por sí solos y la salud se restablecerá.

19 ¿Cómo puede la homeopatía ayudar a pacientes con cáncer o sida?

La homeopatía no puede curar enfermedades como el sida o el cáncer, pero sí puede fortalecer el sistema inmunológico en el caso del sida, o bien puede ayudar en caso de que el paciente sea de alto riesgo aumentando la fortaleza inmunitaria para que tenga un sistema defensivo más fuerte en caso de contagio. En el caso de que el paciente ya esté contagiado, la homeopatía se puede utilizar siempre, según los síntomas y de manera individualizada, como complementario de los tratamientos retrovirales convencionales. Nuestro sistema inmunológico, cuando detecta la entrada de un virus o de una bacteria, genera anticuerpos específicos que se adhieren al virus o las bacterias y los neutralizan. De esta manera se frena el desarrollo de los agentes invasores hasta su destrucción.

El virus de inmunodeficiencia humana (VIH), tiene una importante capacidad mimética, con una estructura capaz de pasar desapercibido y el sistema inmunológico lo reconoce como una célula propia del organismo. Cuando el virus ha traspasado las principales barreras defensivas, invade los linfocitos modificando su estructura del ADN de manera que el propio linfocito (glóbulo blanco) genera virus a partir del modelo del sida. Cuando el sistema inmunológico detecta la proliferación vírica, ya está demasiado extendida para frenarla, y al ser los propios glóbulos blancos los que producen virus, la dificultad aumenta, pues el sistema defensivo queda infectado.

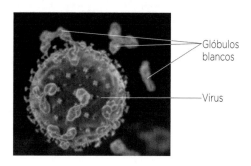

Glóbulos blancos

Virus

Es importante diferenciar el VIH del sida (síndrome de inmunodeficiencia adquirida). El VIH ataca el sistema inmunológico debilitándolo y disminuyendo la capacidad de respuesta del organismo ante una enfermedad. Cuando un paciente se ha infectado con el VIH, se denomina seropositivo. El sida es la etapa en la que se desarrolla la enfermedad, provocando que el organismo sea incapaz de defenderse.

Cuando el paciente ha estado expuesto al virus, pero no ha desarrollado la enfermedad, el VIH queda latente en un estado asintomático (sin ningún síntoma); permanece aletargado y puede continuar así durante años, sin que llegue a desarrollarse la enfermedad (se dice, en estos casos, que el paciente es portador del VIH). Cuando el virus sale de su letargo infectando el sistema inmunológico y deteriorándolo hasta el punto de que este deja de funcionar correctamente, es cuando el paciente ha desarrollado el sida. En este estado cualquier enfermedad que para un sistema inmunológico sano no tendría ninguna consecuencia grave, en el caso de un paciente con sida le puede provocar daños que, en algunos casos, pueden ser irreparables. El sida es una de las enfermedades que deben combatirse con la prevención: sabemos la manera de transmisión del VIH y cómo podemos evitarlo. En este caso, la prevención es la mejor medicación.

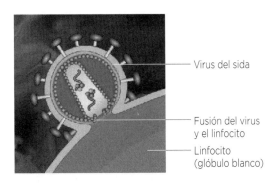

Virus del sida

Fusión del virus y el linfocito

Linfocito (glóbulo blanco)

En el caso del cáncer, se trata de una mutación de nuestras propias células. Nuestras células nacen, tienen una vida y una función determinada. Estas células se duplican una serie de veces hasta que mueren y de esta manera tenemos un sistema de equilibrio entre el nacimiento y la muerte celular, que es lo que nos permite crecer y regenerar constantemente los órganos de nuestro cuerpo.

Célula cancerígena

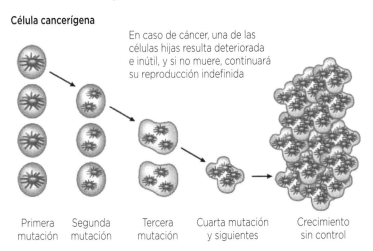

En caso de cáncer, una de las células hijas resulta deteriorada e inútil, y si no muere, continuará su reproducción indefinida

Primera mutación

Segunda mutación

Tercera mutación

Cuarta mutación y siguientes

Crecimiento sin control

Cuando una célula se vuelve cancerígena, se duplica igual que una célula normal, pero no muere nunca, es decir que una célula cancerígena es una célula inmortal. Cuando las células cancerígenas se duplican, lo hacen creando otra célula igual, que a su vez se duplica de la misma manera, expandiéndose sin control por el organismo. Paradójicamente, una célula inmortal es la que mata a todas las demás, porque su expansión incontrolada no tiene espacio en un cuerpo limitado.

Por eso la homeopatía no puede curar el cáncer, pero se utiliza para paliar los fuertes efectos secundarios de la quimioterapia o radioterapia. Estos tratamientos, muy agresivos, aunque necesarios, reducen significativamente el sistema inmunológico y el paciente queda expuesto a enfermedades que su organismo no está preparado para combatir. La homeopatía aumenta y estimula el sistema inmune para ayudarlo a defenderse de enfermedades virales que, al tener el sistema deprimido, podrían ser muy perjudiciales.

Los doctores Banerji, unos oncólogos de la India, han creado un protocolo de actuación para distintos tipos de cáncer. A lo largo de su carrera, han tratado con éxito muchos casos en los que alternando los medicamentos convencionales y los medicamentos homeopáticos han conseguido una mejoría más rápida y duradera que solamente con los medicamentos convencionales.

Es importante tener en cuenta que se venden muchas panaceas para la curación de estas enfermedades, pero que no hay una cura milagrosa en estos casos, aunque a veces nos intenten vender que sí. Todos los tratamientos alternativos de estas enfermedades han de ser solamente complementarios.

20 ¿Por qué un homeópata pregunta datos que aparentemente no están relacionados con la enfermedad que se padece?

Normalmente, cuando vamos al médico, le comentamos el problema o la afección por la que acudimos y él nos pregunta por síntomas que afectan directamente a esa enfermeda. En la consulta de un homeópata, el paciente también viene con unos síntomas claros, pero no tenemos que basarnos en la dolencia o la enfermedad únicamente, sino que hay que dar importancia a todos los síntomas, tengan o no relación directa con la enfermedad. Aunque la patología del paciente tiene que acaparar mucha de nuestra atención, tenemos que pensar que los síntomas que tiene pueden ser consecuencia de una enfermedad que esté más interiorizada; si nos limitamos a tratar los externos, sólo conseguiremos una mejoría de los síntomas hasta que de nuevo se vuelvan a producir en diferentes órganos e incluso con brotes más agresivos. Para el homeópata, todo es importante, incluidas las vivencias de pequeños y las sensaciones que, aunque parezcan desviarse de la enfermedad principal, son de vital importancia para obtener una constitución del paciente. Todo lo que pasa en la vida, aunque parezca intrascendente, es de suma importancia; un susto o una agresión pueden ser la clave para la curación.

A lo largo de nuestra vida, pasamos por diversos estados físicos y psicológicos, como son celos, miedos, sustos, resfriados de repetición o dermatitis, entre otros, cuya repetición puede afectarnos hasta el punto de desencadenar enfermedades que pueden acumularse en nuestro organismo formando capas. Con el tiempo se van creando tantas capas que no podemos ver en su interior, de ahí la importancia de ir eliminándolas para llegar al inicio, y esto se consigue buscando respuestas en su interior, ya que muchas veces el paciente por sí mismo no recordará o creerá que no tienen relevancia.

Hace años vino a mi consulta un hombre aquejado de una dermatitis grave que afectaba a más de la mitad de su cuerpo. Había consultado con muchos dermatólogos y había tomado distintos tratamientos, algunos le reducían la dermatitis, pero al dejar el tratamiento el brote volvía con más fuerza que antes. Cuando entró en mi consulta, estaba desanimado y desesperanzado. Le indiqué que me contara su problema y él lo desarrolló con mucha facilidad; la verdad es que lo había contado tantas veces que parecía un guión aprendido. Le pregunté cómo se sentía y las sensaciones que le transmitía la dermatitis. Me respondió que se sentía sucio, como si estuviera cubierto de una suciedad de la que no se podía desprender y que cada día que pasaba se sentía más triste y agobiado. Al verle en ese estado le receté *Natrum Muriaticum* para corregir ese estado de tristeza y que se liberara de su agobio. También le comenté que su dermatitis podía empeorar un poco, pero que era normal. A la semana siguiente, cuando regresó a la consulta, la actitud que tenía era totalmente diferente: seguía teniendo la misma dermatitis, pero se encontraba menos triste. Me comentó que tenía la sensación de haberse liberado de algo que lo agobiaba.

En esta sesión y en las siguientes seguimos hablando de su carácter, de sus deseos y sus aversiones, de sus miedos... Hasta que un día me dijo que tenía miedo al mar y que las piscinas no le gustaban demasiado y no sabía por qué, ya que nunca había tenido ninguna experiencia desagradable con el agua. Esto es un síntoma característico y es lo que los homeópatas más valoramos, así que centré mis esfuerzos en ese síntoma. En las materias médicas, hay pocos medicamentos que tengan este síntoma muy marcado. Seguí haciéndole preguntas sobre todo de su niñez, sobre su felicidad, su ambiente familiar, si había tenido algún susto que recordara como traumático... Me dijo que cuando tenía cinco años tuvo un susto importante: el perro de sus vecinos se abalanzó sobre él y lo mordió en la pierna, aunque la herida no fue muy profunda le ocasionó un miedo enorme a los animales, principalmente a los perros. En ese momento supe cuál era el tratamiento que le tenía que administrar, porque todos los síntomas eran similares a los de la materia médica del medicamento *Lyssinum*. A los dos meses de tratamiento, toda la dermatitis de su cuerpo había desaparecido.

Pero ¿qué relación puede haber entre el mordisco de un perro y una dermatitis producida años después? Principalmente, hay dos factores que relacionan estos hechos. El primero es el susto: cuando un niño sufre un ataque de un perro, el cerebro actúa generando mucho estrés y produciendo una segregación masiva de adrenalina, tanto por el miedo como por el dolor. Además, cuando esto ocurre, el niño suele generar una fobia hacia los perros, y cada vez que ve uno, sufre ansiedad. El segundo está producido por la saliva del perro que pasa al organismo, ya que, aunque el animal esté sano, la saliva está llena de bacterias, que producen diferentes reacciones dependiendo de la fortaleza del sistema inmunológico de las personas. Así puede que esas bacterias queden aletargadas en la matriz extracelular.

Ese susto y esa ansiedad quedan en el interior del paciente y, cada vez que ve un perro, empeora generando más ansiedad. Con el tiempo, este problema unido al estrés de la vida cotidiana, produce una liberación de toxinas que el cuerpo intenta eliminar por la piel, pero al cabo de los años la producción de toxinas puede superar la capacidad de eliminación del organismo, provocando dermatitis. Esto, sumado a la sintomatología del paciente, determina el correcto medicamente para tratarla. Si no hubiera indagado y preguntado por cosas que no tenían nada que ver con la dermatitis, seguramente ahora el paciente seguiría padeciéndola. En homeopatía no se medica por un síntoma, se medica por la totalidad de los síntomas del individuo.

21

¿Las enfermedades pasan por diversas fases?

Todas las enfermedades no son iguales ni tampoco lo es la gravedad en el organismo. Las enfermedades pasan por distintas fases, aunque no siempre somos capaces de descubrir una enfermedad en una primera fase, y cuando nos damos cuenta, ya está tan arraigada en el organismo que es muy difícil de tratar. Comúnmente se han catalogado las fases de la enfermedad como agudas y crónicas. Dependiendo del alcance de cada una, podemos decir que un resfriado común es una enfermedad aguda y una artrosis una enfermedad crónica. La diferencia entre una y otra es el tiempo que se ha empleado para detectar la enfermedad. En el caso de un resfriado, los síntomas aparecen muy rápidamente y es fácil iniciar un tratamiento, con el cual no pasará de una enfermedad aguda. Pero en el caso de la artrosis, normalmente cuando empieza a dar síntomas como dolor en las articulaciones o enrojecimiento de las mismas, es porque el cartílago ya ha padecido un deterioro importante y ya hay un desgaste que es muy difícil de recuperar, por eso la catalogamos como enfermedad crónica. Pero ¿qué pasaría si hubiésemos descubierto esa enfermedad antes de que se produjera un desgaste en el hueso? El tratamiento que se aplicaría sería mucho más eficaz y seguramente no se llegaría a esa degradación del cartílago, con lo que estaríamos frente una enfermedad en fase aguda.

Lo mismo ocurre con un resfriado común. Imaginemos que una persona se resfría, pero no presenta ningún síntoma; en este caso, un resfriado común podría agravarse y acabar siendo una neumonía, pulmonía, enfisema pulmonar..., convirtiéndose en una enfermedad crónica. Por eso debemos entender que toda enfermedad siempre pasa por todos sus estados, y su gravedad dependerá del estado en que sea detectada.

Homeopáticamente, definimos los procesos o fases de la enfermedad de manera diferente, aunque la base sea parecida.

Las fases de la enfermedad son:

- Fase inflamatoria.
- Fase de impregnación celular.
- Fase de degeneración o destrucción.

Fase inflamatoria

Comprende todas las hipersecreciones (endocrinas) e hiperexcreciones del organismo en diferentes órganos y tejidos. Todo aumento en las secreciones o excreciones están dentro del la primera fase de la enfermedad: la inflamatoria. Cuando una carga de toxinas o de microorganismos logra alcanzar niveles celulares, nuestro organismo organiza una defensa local para contrarrestar la toxicidad utilizando sus sistemas de eliminación, como son la mucosidad excesiva, sudoración, diarrea... Es importante que consideremos esta primera reacción inflamatoria como bienvenida, natural y como un intento fisiológico del organismo de eliminar las toxinas. Además, la activación de la fagocitosis podría considerarse como la primera fase reactiva de la eliminación de toxinas. Pueden estar presentes todas las características clásicas de la inflamación: tumefacción, enrojecimiento, dolor, aumento de temperatura y pérdida de función del tejido afectado.

FASE INFLAMATORIA

Inflamación aguda:

Síntomas de corta duración.

- Componentes de la respuesta inflamatoria aguda:
  - Modificación en el calibre de los vasos
  - Alteraciones en la estructura de la microvasculatura
  - Migración de leucocitos

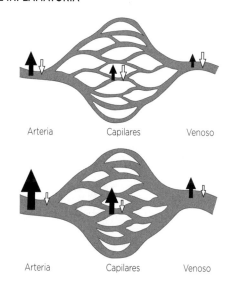

Arteria   Capilares   Venoso

↑ Presión hidrostática
⇩ Presión osmótica

Arteria   Capilares   Venoso

La inflamación es un proceso de limpieza de la matriz extracelular. La célula aún no está afectada, aunque los procesos inflamatorios pueden dañar la célula de forma pasiva; por ejemplo, por los radicales libres. Es decir, la fase inflamatoria es aquella en que el organismo utiliza sus sistemas de limpieza para eliminar las agresiones tanto externas como internas, con el fin de regular todos sus sistemas.

Fase de impregnación celular

En esta fase, el organismo pierde la capacidad de eliminación por sí mismo o la toxicidad es tan elevada que no tiene bastantes recursos para eliminarla y empiezan a predominar los trastornos de regulación. Este estado puede suceder por distintas razones.

1. El proceso inflamatorio no se activó de manera adecuada, normalmente por la administración de antiinflamatorios que evitan la inflamación, pero a la vez interfieren en el proceso natural de expulsión de tóxicos del organismo.

2. Los mecanismos propios de excreción o eliminación no son lo bastante funcionales para eliminar la carga tóxica.

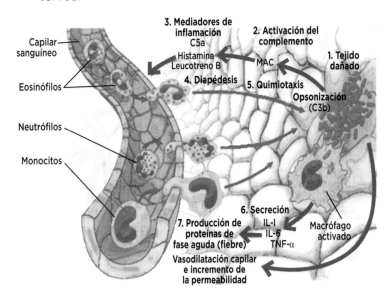

Cuando las toxinas empiezan a impregnar la matriz extracelular o a abordar el interior de la célula, aparecen las enfermedades, normalmente son producidas por agentes de muy rápida evolución, como son los virus. Estos pueden producir cambios muy importantes en el metabolismo celular, como por ejemplo, afectar a la respiración mitocondrial, lo que produce un bloqueo enzimático celular. En este estadio, es cuando empiezan los síntomas más claros y significativos, pues son los primeros indicativos de que se han producido daños celulares. Si un virus se incorpora al material genético de la célula que ha infectado, permanecerá allí y, aunque durante un tiempo, incluso años, no aparezcan síntomas de enfermedad, siempre podrá estar latente y, en algunos casos, manifestarse cuando se produzca un desencadenante.

Fase de degeneración

En esta fase o estado, el organismo ya no tiene capacidad de eliminación por sí mismo. Las células quedan infectadas, no pueden hacer su función y finalmente mueren, como ocurre, por ejemplo, en las enfermedades crónicas degenerativas, donde la destrucción celular es prácticamente imparable. Esta destrucción celular se convierte además en un aumento de carga tóxica, pues las células muertas también intoxican al organismo, aumentando el riesgo a medida que crece la destrucción.

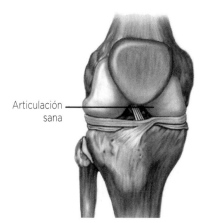
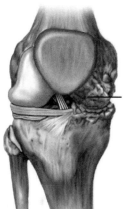

Articulación sana

Fase de degeneración

Con los tratamientos con medicamentos homeopáticos, reducimos las cargas tóxicas y liberamos al organismo de un estado de degradación. Estos medicamentos son reconocidos por el sistema inmunológico, que activa los linfocitos que patrullan por los epitelios mucosos, introduciéndolos mediante los vasos linfáticos hasta los nódulos inflamados, donde se forman clones celulares. Así, pueden entrar en el torrente sanguíneo mediante las venas capilares, accediendo de esta manera a todo el organismo. Al ser células reconocibles por el cuerpo, no encuentran ninguna resistencia en su viaje por el organismo, siendo este mucho más rápido y sin contratiempos. Este es el sistema que utiliza el organismo para una regeneración, empezando así el principio de la curación.

22

¿Qué es la homeopatía unicista, pluricista y complejista?

El unicismo es el principio homeopático básico, en el que hay que contemplar al enfermo como un todo teniendo en cuenta cada uno de los síntomas sin tener en cuenta si están relacionados con la enfermedad o no. Hay que buscar un medicamento único que cubra todos los síntomas del paciente enfermo. Este medicamento debe ser lo más similar posible tanto a los síntomas mentales como a los físicos, ya sean agudos o crónicos, lo que conlleva una gran dificultad. Hay que aprender a escuchar al paciente y sobre todo a escuchar lo que su cuerpo nos dice. También es importante aprender a realizar las preguntas correctas, que sean claras y que el paciente no tenga la posibilidad de divagar sino que la respuesta sea concreta. Al principio, hay demasiados síntomas mezclados, tanto en enfermedades agudas como en enfermedades crónicas, y estos síntomas no son en muchos casos producidos por la enfermedad, sino que son consecuencia de otras enfermedades latentes. Podríamos llamarlos daños colaterales, por eso antes de dar un medicamento único, tenemos que diferenciar los síntomas agudos de los crónicos, los síntomas de la enfermedad y los de los miasmas crónicos (herencias genéticas).

Cuando se encuentra el medicamento adecuado, este cubrirá totalmente todos los síntomas de la enfermedad. Cuando el medicamento administrado es el correcto, la curación será total y definitiva. El pluricismo es la administración simultánea de diferentes medicamentos para atacar una misma enfermedad. La homeopatía pluricista contempla que es lógico tratar, por un lado, el estado miasmático (estado crónico constitucional), es decir, el perfil del enfermo, y, por otro lado, la sintomatología de la enfermeda en particular con medicamentos que cubran el estado más agudo del enfermo. Tanto los homeópatas unicistas como los pluricistas tienen siempre en cuenta el concepto de individualidad del enfermo antes de dar cualquier prescripción.

Los homeópatas pluricistas recetan un medicamento constitucional, por un lado, y uno o varios remedios para la sintomatología aguda, por el otro. Los medicamentos se administran teniendo en cuenta los síntomas del paciente en relación con la enfermedad que padece. Este pensamiento pluricista tiene las mismas bases establecidas por Samuel Hahneman, pero considera que es más sencillo cubrir todos los síntomas con varios medicamentos que cubrirlos todos con uno. De todos modos, siempre se intenta buscar un medicamento único, aunque en el caso del pluricismo se den varios medicamentos para los síntomas físicos más externos.

La homeopatía complejista es la adaptación contemporánea de la homeopatía a aptitudes más alopáticas, es decir se busca medicar una enfermedad o dolencia mediante una serie de compuestos homeopáticos en un solo medicamento. Así, se administran cepas para las distintas modalidades de cada enfermedad. Esta adaptación se empieza a utilizar con el nacimiento de laboratorios especializados en homeopatía, mediante los cuales se pretende medicar de una manera más alopatizada a los pacientes, peró evitando los efectos secundarios de los medicamentos convencionales.

La homeopatía complejista es, por consiguiente, la manera de tratar una enfermedad cubriendo las distintas modalidades de los síntomas. Por ejemplo, un medicamento para la gripe puede contener los siguientes componentes: *Aconitum*, *Belladona*, *Baptista*, *Bryonia*, *Camphora*, *Causticum*, *Eupatorium Perfoliatum*, *Ferrum Phosphoricum*, *Gelsemium* y *Sabadilla*.

Si analizamos la materia médica de estos componentes, encontraremos que todos cubren síntomas relacionados con las enfermedades gripales.

Aconitum Napellus: fiebre alta sin sudor, resfriado con inquietud y miedo, piel seca e hiperémica (enrojecimiento y aumento de temperatura de la piel).

Belladona: fiebre alta con sudoración profusa y enrojecimiento de las mejillas, estados congestivos, tos espasmódica y profunda con mucosa seca.

Baptisia tinctoria: ensordecimiento, sensación de cansancio, resfriado con excitación de la mucosa.

Bryonia alba: fiebre catarral con dolor de cabeza, punzadas al moverse y al respirar, piel seca, tos irritante y exceso de sed.

Camphora: analéptico (reconstituyente del organismo, restablece las fuerzas y estimula el funcionamiento del organismo), tiene un efecto analgésico.

Causticum: irritación de la mucosa nasal y tos profunda e irritante.

Eupatorium perfoliatum: fiebre con cansancio en general, inflamación en la zona nasal y de las vías respiratorias altas, irritación de la mucosa nasal, sensación de pesadez y dolor de las articulaciones.

Ferrum phosphoricum: fiebre e inflamaciones, pulso lento inflamación de las vías respiratorias y bronquiales.

Gelsemium sempervirens: cansancio con dolor de cabeza y fiebre.

Sabadilla: tos irritante con salvas de estornudos.

Como podemos comprobar, cada uno de los síntomas descritos anteriormente están presentes de una u otra forma en los procesos gripales, por consiguiente se cubren muchos más frentes. Hoy día se tiene menos tiempo para el estudio de los pacientes, y el complejista es el método de medicar a los pacientes de la manera menos invasiva posible, sin la necesidad de buscar el perfil del individuo. La curación total no se da con la homeopatía complejista, ya que para que se produzca una curación total se necesita encontrar el perfil del paciente para poder medicarlo en su conjunto y no solamente teniendo en cuenta la enfermedad que padece de forma momentánea.

23

¿Qué es la medicina biológica u homotoxicología?

La medicina biológica u homotoxicología se debe al doctor Hans Heinrich Reckeweg, el cual la creó mediante la unión de la biología molecular y las diluciones homeopáticas. Esta terapia está dentro del complejismo y es una manera de alopatizar la homeopatía, aunque hay básicamente dos maneras de usar estos tratamientos: uno es mirando las indicaciones que detalla el prospecto, la cual cosa es una manera clara de alopatizar la homeopatía; la otra es recetándola dependiendo de la formulación.

El organismo humano es un sistema dinámico sumamente complejo, cuya estabilidad (homeostasis) depende de la interacción de los distintos subsistemas que lo componen. Así, para mantenerse dentro de unos límites fisiológicos saludables, los procesos vitales son controlados por sistemas retroalimentados, hormonas, neurotransmisores y el equilibrio entre linfocitos (glóbulos blancos). Las intervenciones terapéuticas orientadas a influir, inhibir o estimular estos sistemas, y respetando siempre el carácter de control biológico de los mismos, se incluyen en el concepto de medicina biológica, en la que se integra la homotoxicología.

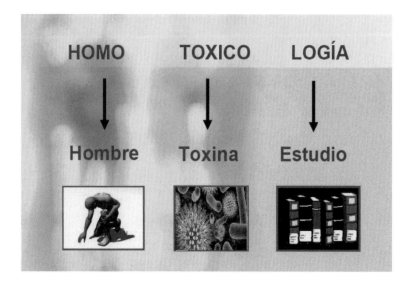

La homotoxicología es un concepto médico basado en el estudio de los efectos producidos en el ser humano por las diversas sustancias patógenas («homotoxinas») y en la utilización de sustancias medicinales en microdosis (dosis homeopáticas), con el fin de favorecer la autorregulación de los sistemas fisiológicos alterados en caso de enfermedad.

La normativa europea y española por la que se rige hace que estos medicamentos biorreguladores se clasifiquen como medicamentos homeopáticos. Desde un punto de vista farmacológico se denominan medicamentos biorreguladores por el perfil de sus mecanismos de acción: desintoxificación, inmunomodulación y apoyo celular y orgánico.

A diferencia de los medicamentos homeopáticos clásicos, en los medicamentos biorreguladores la concentración de principios activos es mayor, aunque siguen siendo microdosis de sustancias activas de naturaleza vegetal, mineral, orgánica, química o biológica. Estas sustancias son similares a las que se encuentran en nuestro organismo (citocinas, hormonas, neurotransmisores...), las cuales desarrollan su acción reguladora.

Los principios básicos de la medicina biológica incluyen conceptos característicos de la enfermedad y sus causas en un sentido amplio (homotoxinas). Según la homotoxicología, las enfermedades son la expresión de mecanismos de defensa biológicamente orientados contra las homotoxinas endógenas y exógenas, o la expresión del intento del organismo para compensar el daño tóxico que ha sufrido. Se considera homotoxina cualquier sustancia que sea tóxica para el organismo humano. No todas las sustancias son tóxicas en el mismo grado, pero pueden influir de manera distinta dependiendo del organismo y del sistema defensivo del paciente. La función de la homotoxicología es la de regular el daño que producen las toxinas sobre la célula. Una de las clasificaciones de las toxinas consiste en dividirlas entre exógenas y endógenas.

Las homotoxinas exógenas son sustancias que ingresan en el organismo desde fuera y realizan un efecto directo o indirecto sobre tejidos, órganos o sistemas de regulación. Algunas actúan en pequeñas dosis, otras necesitan mayores cantidades o contactos prolongados. Algunas homotoxinas se hacen tóxicas al combinarse con otras sustancias. Ejemplos de homotoxinas exógenas son: mercurio, plomo y otros metales pesados, tabaco, gases industriales y del tráfico, materiales tóxicos en el hogar (pegamentos, pinturas, quitamanchas, productos de limpieza y desinfección...), colorantes, alcohol, drogas diversas, cadmio, radiaciones...

Las homotoxinas endógenas se crean dentro del organismo y corresponden a productos intermedios o finales, siendo en muchas ocasiones productos del metabolismo, por ejemplo: CO_2, ácido láctico, urea, oxalato cálcico, amoniaco... Otras homotoxinas endógenas son el resultado, por ejemplo, de un desequilibrio en la secreción hormonal (por ejemplo, alteración en el equilibrio de estrógenos y testosterona...). Lo que apreciamos no es siempre lo que hay. Los síntomas son sólo el resultado de la actividad defensiva frente a la agresión tóxica. Si tenemos una inflamación, en medicina biológica tenemos que actuar sobre las homotoxinas que la han desencadenado, y eso se logra regulando la actividad defensiva, pero si nos limitamos sólo a suprimir los síntomas mediante la administración de antiinflamatorios, es como si para hacer desaparecer un iceberg lo empujáramos bajo el agua, esperando de esa forma librarnos de él. Aunque desaparezca de la vista, seguirá estando allí.

Los mecanismos de defensa existen para proteger el organismo de cargas tóxicas y funcionan constantemente, manteniendo el nivel de alerta suficiente para responder proporcionalmente en cualquier momento, y no sólo cuando los antígenos penetran en el organismo. El sistema defensivo tiene múltiples recursos de respuesta: inmunológicos, enzimáticos, hormonales... El bloqueo de estos sistemas impide su regulación y conduce a enfermedades crónicas.

Biológico proviene de la palabra *biología*, que significa «estudio de la vida». Si suprimimos una inflamación que el organismo haya desencadenado para eliminar las toxinas tisulares y sus efectos nocivos, estamos bloqueando un proceso depurativo y perdurarán los efectos de las toxinas, que no sólo se conformarán con dañar la matriz extracelular, sino que acabarán penetrando en el interior de las células y causando un daño mucho más profundo.

Los medicamentos biológicos están orientados a eliminar las homotoxinas y la interacción negativa de las mismas con la célula y su medio. También a restaurar la homeostasis (estabilizar el organismo). La regulación del nivel de actividad del sistema inmune se logra a través de un sistema complejo de los sistemas reguladores que trabajan en cascadas interconectadas y a través de mediadores que retroalimentan los sistemas. La mayoría de las reacciones del sistema defensivo son proporcionadas y fundamentadas, pero a veces aparecen ciertas reacciones no fundamentadas que pueden suponer la aparición de enfermedades, como es el caso de las autoinmunes. En estas enfermedades, el sistema inmune ataca los propios tejidos del organismo, lo que en condiciones normales no ocurriría.

Como resumen, la enfermedad está causada por la reacción del organismo ante la presencia de las toxinas. Lo que identificamos como síntomas clínicos de una enfermedad es lo que aflora tras la reacción del sistema defensivo ante el ataque. Esto quiere decir que la enfermedad no es sólo la presencia de tales síntomas, sino que estos deben ser contemplados como la evidencia de que el sistema defensivo ha entrado en funcionamiento. Por eso, mientras los tratamientos se dirijan únicamente hacia la supresión de estos síntomas, los resultados sólo serán aparentes y realmente estaremos ignorando las posibilidades terapéuticas para afrontar la curación.

En un tratamiento biorregulador se tienen en cuenta no sólo los síntomas, sino también las homotoxinas implicadas en la aparición de la enfermedad, y se basa en la estimulación del propio sistema defensivo orgánico para que pueda vencer las causas de la enfermedad. La medicina biológica es siempre una terapia de regulación y nunca de supresión.

24 ¿Qué es la mesoterapia homeopática?

La mesoterapia es la administración por vía subcutánea de medicamentos mediante micropunciones. Cuando los medicamentos que se aplican con esta técnica son homeopáticos, se denomina mesoterapia homeopática. Los medicamentos que se utilizan para la mesoterapia homeopática están elaborados por laboratorios homeopáticos mediante las diluciones de la farmacopea alemana.

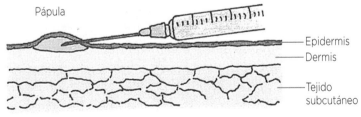

Aguja paralela
a la piel
y con el bisel
hacia arriba

Pápula

Epidermis
Dermis

Tejido
subcutáneo

Este tipo de tratamientos están incluidos dentro de la homotoxicología, por lo que es la rama más alopatizada de la homeopatía. Existen muchos tipos de tratamientos que se pueden aplicar con mesoterapia:

- Tratamientos anticelulíticos.

- Tratamientos reductores de grasa localizada.

- Tratamientos antiedad faciales.

- Tratamientos antiinflamatorios.

- Tratamientos regeneradores.

Dependiendo del tipo de tratamiento, se utilizarán los medicamentos más apropiados. No debemos olvidar que los tratamientos homeopáticos son individualizados y en el caso de la mesoterapia también debe ser así. Dependiendo de las necesidades de cada paciente, se administrarán unos u otros medicamentos. Hay unos protocolos estandarizados para la administración de medicamentos mediante la mesoterapia, pero dependerá del profesional el hecho de elegir los medicamentos para cada tratamiento.

Tratamientos anticelulíticos

Con este tipo de tratamiento, se trata de reducir los nódulos celulíticos eliminando el aspecto rugoso y abultado típico de la celulitis. Los tratamientos anticelulíticos son muy efectivos y dan unos resultados muy positivos. Se utilizan agujas muy finas con las que se dejan unas pápulas del medicamento en las zonas tratadas para que el organismo las reabsorba de manera gradual y potenciar el tratamiento. Los medicamentos se escogerán dependiendo del tipo de celulitis, la edad del paciente, su constitución...

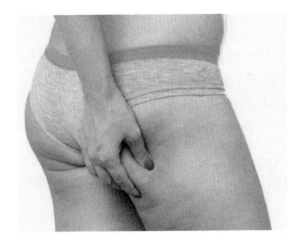

Tratamientos reductores de grasa localizada

Con este tipo de tratamiento, se reduce la grasa acumulada en lugares concretos del cuerpo. No es un tratamiento para la reducción de peso global, sino que lo que busca es disminuir la grasa localizada en una zona concreta.

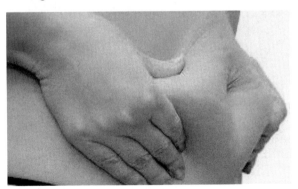

Estos tratamientos son algo más profundos que los de la celulitis, ya que lo que se busca es la grasa, por lo que la penetración de la punción es un poco superior. Los resultados también son muy positivos y los medicamentos que se utilizan dependen del tipo de grasa del paciente y de la ubicación de la grasa a tratar. No es lo mismo la grasa abdominal que la grasa en los muslos. También se tendrá en cuenta el tipo de alimentación del paciente.

Tratamientos faciales antiedad

Con este tipo de tratamiento se disminuyen las arrugas faciales poco profundas y se estimula el colágeno y la elastina de la piel. Son tratamientos muy superficiales en los que se utilizan medicamentos para la estimulación y la regulación del sistema sanguíneo facial y para la producción del colágeno, con el fin que la piel recupere la tensión y tersura que se va perdiendo con el paso de los años. Este tipo de tratamientos no pretende rejuvenecer al paciente, sino recupere mejorar la calidad y la salud de la piel.

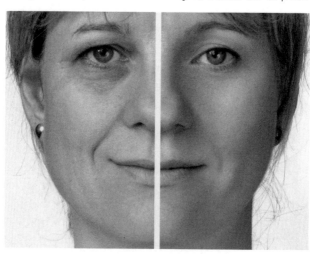

Tratamientos antiinflamatorios

Se trata de reducir la inflamación regulándola y no eliminándola. La inflamación es la respuesta del organismo ante una lesión, eliminándola solamente hacemos desaparecer el síntoma, pero no curamos la enfermedad que la provoca. En este caso, el abanico de posibilidades es muy extenso, porque dependiendo de la lesión se utilizará un medicamento u otro. No es lo mismo tratar una inflamación producida por una artrosis en la rodilla que una producida por una tendinitis. Por esa razón, los medicamentos para los tratamientos de las inflamaciones dependen mucho de la causa, la localización, el tiempo de la lesión y los signos externos de la zona lesionada.

Los resultados con este tipo de tratamientos son sorprendentes, porque además de regular el proceso antiinflamatorio, regeneran los cartílagos y las fibras musculares dañadas, dando al paciente una mejor calidad de vida en poco tiempo y sin efectos secundarios.

Tratamientos regeneradores

Estos tratamientos se combinan sobre todo con los tratamientos antiinflamatorios. Son tratamientos que están destinados a la regeneración de las zonas afectadas, ya sea cartílago, hueso, tendones, fibras musculares, discos intervertebrales, etc. La mayoría de estos tratamientos tienen muy buenos resultados, pero unos de los más impresionantes son en artrosis, sobre todo de rodilla y de vértebras. Como en todas las patologías la prevención es la base de una buena curación, ya que cuanto antes empieza a tratarse un problema, más tiempo tardará en producirse una lesión que afecte a la movilidad.

Ciertamente, la cirugía y las prótesis han sido determinantes para la calidad de vida de mucha gente, pero los tratamientos con medicamentos homeopáticos y homotoxicológicos han logrado grandes resultados y evitado en algunos casos la cirugía prematura.

Aunque este tipo de técnicas no formen parte de la homeopatía clásica, debemos mantenernos abiertos. Creo fervientemente que la evolución es un don que debemos utilizar en beneficio nuestro y de la salud. Los tratamientos usados mediante los principios homeopáticos han tenido unos resultados sorprendentes. Todas las medicinas tienen un fin común y en ese fin es donde debemos centrarnos, siempre que se respete la individualidad del paciente.

*El ideal de un tratamiento es restablecer
la salud de manera rápida, suave y permanente,
o quitar y destruir toda enfermedad por el
camino más corto, más seguro y menos perjudicial,
basándose en principios de fácil comprensión.*

SAMUEL HAHNEMANN
(Órganon de la medicina, Párrafo 2*)*

Bibliografía

BAKER, J. (2013). *50 cosas que hay que saber sobre física.* Barcelona. Club Círculo de Lectores.

BENVENISTE, J. (1988). Dr. Jaques Benveniste replies. *Nature,* 334, pp. 291.

BRADFORD, T.L. (1897). *Pionners of homeopathy.* Filadelfia. Boericke et Tafel Éditeurs.

BRILLANT, R. (1988). *Benoît Mure missionnarie de l'homeopathie,* Ed. Boiron, S.A.

BRIONES, F. (2015). *Manual de medicina veterinaria homeopática.* Ediciones PC Tecnologías selectivas.

BRUCKNER, TH, y ÁLVAREZ, P. (1996). *Diccionario terapéutico homeopático,* Madrid. Miraguano Editorial.

COULTER, H.L., *et al.* (1996). *Ciencia homeopática y medicina moderna: el arte de curar con microdosis.* Palma de Mallorca. José J. de Olañeta Editorial.

Curso básico de homotoxicología. International Academy for Homotoxicology. Baben-Baden (Alemania).

EINSTEIN, A. (1934). *Essays in Science,* Nueva York. Philosophical Library.

KENT, J.T. (2003). *Filosofía homeopática: su síntesis y esencia.* Madrid. Editorial Dilema.

MANDELBROT, B. (1997). *La geometría fractal de la naturaleza.* Barcelona. Editorial Tusquets.

MICOZZI, M. (2000). *Fundamentos de medicina alternativa y complementaria.* Barcelona, Editorial Paidotribo.

ROBERTS, H.A. (2013). *Los principios y el arte de la curación por medio de la homeopatía.* Barcelona. Institut Homeopàtic Catalunya, S.L.

VITHOULKAS, G. (2006). *Esencia de la materia médica homeopática: síntomas y rasgos de carácter y sustancias.* Barcelona. Ediciones Paidós Iberica.

—(2003). *Las leyes y principios de la homeopatía en su aplicación práctica.* Barcelona. Ediciones Paidós Ibérica.